必携

구급

핸드북

구급! 그 순간

질병 · 상처

사고 · 재해

구급 예비지식

달그래

목 차

개인정보 메모 (표리지)의 사용법

만일의 사태시 자신이나 자신의 가족의 비망록, 또는 구조해 주는 사람에게 꼭 알리고 싶은 정보나 긴급 연락처를 써 두면 편리합니다. 젖어도 사라지지 않게 유성 펜으로 쓸 것.

● 이 책에 쓰여져 있는 증상으로 생각할 수 있는 병명은, 판단의 도움을 주기 위한 것으로 완전한 진단은 아닙니다. 따라서 어떤 증상이든, 판단하기 어려운 경우나 증상이 계속 되는 경우는, 반드시 119번에 연락을 하거나 의사 등의 전문가에게 상담을 받아 보시기 바랍니다.

이 책의 사용법

구급·재해 대책의 기본적인 지식을 설명합니다

1 2 3 일련의 순서를 설명합니다

➡ 조건에 의해 나누는 대처를 설명합니다

이 페이지의 포인트를 설명합니다

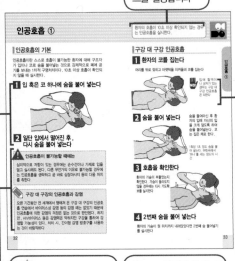

인공호흡 ①

환자의 호흡이 10초 이상 확인되지 않는 경우는 인공호흡을 실시한다.

인공호흡의 기본

인공호흡이란 스스로 호흡이 불가능한 환자에 대해 구조자가 입이나 코로 숨을 불어넣는 것으로 강제적으로 폐에 공기를 보내는 1차적 구명法(지지다), 10초 이상 호흡이 확인되지 않을 때 실시한다.

1 입 혹은 코 하나에 숨을 불어 넣는다

2 일단 입에서 떨어진 후, 다시 숨을 불어 넣는다

⚠ **인공호흡이 불가능할 때에는**

심리적으로 저항이 느껴지는 경우에는 손수건이나 거즈로 입을 막고 실시해도 된다. 다른 무언가의 이유로 불가능할 경우에는 인공호흡을 생략하고 곧 바로 심장마사지 등의 다음 처치를 취한다

✏ **구강 대 구강의 인공호흡과 감염**

오랜 기간동안 전 세계에서 행해져 온 구강 대 구강의 인공호흡 연습에서 바이러스의 감염 등의 감염 예는 없었기 때문에 인공호흡에 의한 감염의 걱정은 없는 것으로 판단된다. 하지만, HIV바이러스 등은 감염병이 약화되면 구강을 통하여 감염할 가능성이 있다. 처치 시, 감염방지 방호구를 사용하는 것이 바람직하다

구강 대 구강 인공호흡

1 환자의 코를 집는다

머리를 위로 젖히고 아랫턱을 치켜올려 코를 집는다

🚫 **NO!** 입에 힘껏이나 생겨나 있는 경우는 구강 대 구강 인공호흡은 안 된다

2 숨을 불어 넣는다

숨을 들이쉰다 후 환자의 입에 자신의 입을 크게 벌도록 하여 숨을 불어넣는다. 코는 집은 채로 한다.

(대략 1초 정도 숨을 불어 넣는다. 마찬가지로 숨을 세는 정도의 시간

3 호흡을 확인한다

환자의 가슴이 부풀었는지 확인하고, 가슴이 올라오지 않을 경우에는 다시 기도를 보통실시한다

4 2번째 숨을 불어 넣는다

환자의 가슴이 원 위치까지 내려갔다면 2번째 숨 불어넣기를 실시한다

32   33

⚠ 주의 사항

 예비지식

 아이를 위한 주의 사항

 고령자를 위한 주의 사항

🚫 **NO!** 그렇게해선 안 되는 것을 나타내 보입니다

제 1 장

구급! 그럴 때는

주 요 항 목

긴급사태시 마음가짐 ①

우연히 구급 현장에 있게 된 사람을 '목격자 (bystander)' 라고 부른다. 긴급사태에서는 이 목격자의 행동 하나가 환자의 운명을 좌우한다고 해도 과언이 아니다. 실제로, 목격자의 적절한 응급처치에 의해 목숨이 구해진 경우도 많다.

현장 목격자로써 필요한 마음 가짐은 아래의 4개.

① 상황을 판단하기 위한 지식
② 꼭 살려야 한다는 의지
③ 당황하지 않는 침착함
④ 살리기 위한 기술

1 지식 ····· 판단을 위한 지식

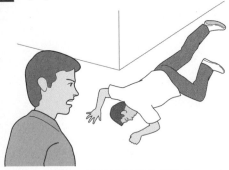

「지식」= 상황판단에 필요한 포인트!

「의식 여부」　　　「출혈 여부」　　　「골절 여부」

긴급상황의 경우, 위의 3가지 사항을 토대로 빠르고 정확히 상황을 파악해야 할 필요가 있다. 구급차를 부르는 것은 그 이후에 해야 할 일이다. 위의 판단 사항은 [의호맥혈] (→14~17페이지) 이라 외워두자.

8

긴급사태시에 필요한 것은 상황을 판단하기
위한 지식과 꼭 살리겠다는 의지가 있어야한

2 의지 ·····도우려는 의지

전혀 모르는 낯선 사람이 길에 쓰러져 있는 것을 보고,
주저없이 곧바로 구명조치를 취할 수 있는 사람은 얼마
나 될까. 특히 도시에서는 이런 상황과 얽히고 싶어 하
지 않는 사람이 많은 것 같다. 하지만 당신의 의지가 한
사람의 귀한 생명을 살릴 수 있음을 명심하자.

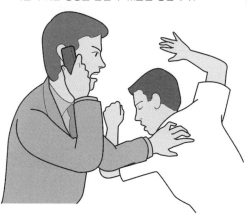

「의지」 = 「살려야 한다」라는 정신과 행동력

「말을 건다」　　「구급차를 부른다」　　「1차 구명처치를
취한다」

자신이 어디에서, 어떠한 상황에서 목격자 또는 구경꾼이
될 지는 그 누구도 알 수 없다. 만약의 상황에서 환자를
구할 수 있는 사람이란, '꼭 살려야 한다'는 마음을 갖는
사람, 즉 구급정신을 갖고 있는 사람이다.

긴
급
사
태
시
마
음
가
짐
①

긴급사태시 마음가짐 ②

3 침착함 ····· 우선은 안정시킨다

긴급사태에서는 정확한 상황판단과 구조를 위하여
어떤 상황에서건 '당황하지 않는 것'이 중요하다.
예를 들면 교통사고의 경우, 자동차는 크게 파손되고 길
에는 낭자하게 피가 흐르며 신음소리가 곳곳에서 들려오
는 상황일 때라면 침착함을 잃지 않는 사람은 그리 많지
않다. 하지만, 당황만 하고 있으면 상황은 변하지 않는
다. 뿐만 아니라 경우에 따라서는 2차 피해가 일어날 수
도 있다.

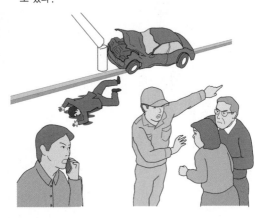

「침착함」 = 어떠한 상황에서도 당황하지 않는 마음의 준비

「침착하게 상황을 판단한다」　　「무엇을 해야 할 지 생각한다」　　「당황하지 말고 행동한다」

교통사고 뿐만 아니라 눈 앞에서 사람이 쓰러진 경우에는 당
황하지 말고, 다소 시간이 걸리더라도 우선 침착하고 차분하
게 상황을 파악하고 대처해 나아가는 것이 중요하다.

구명처치의 성공률을 좌우하는 것은 처음부터 끝까지 침착해야 함과 구급처치 기술이다

4 기술 ····· 평소 구급처치를 몸에 익혀둔다

정확한 상황판단 후, 신속하게 119에 신고한다. 그리고 구급차를 기다리는 동안, 환자에게 초기 치료(1차 구명처치)를 실시할 필요가 있다. '살려야 한다' 라는 마음이 있더라도 인공호흡이나 심폐소생술 등의 '기술'이 없다면 구명처치의 성공률은 굉장히 낮아진다.

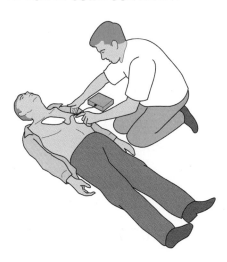

「기술」 = 평상시에 익혀 둘 것

「구급처치 교육을 받을 것」　「책을 보고 연습할 것」　「필요한 도구를 갖출 것」

평상시에 1차 구명처치기술을 배워 두면 도움이 된다. 소방서나 경찰서 등에서 실시되는 교육에 참가하여 실제로 연습해 두자. 기회가 없었다면 이 책에서 돌발사고 시에 도움되는 기본 기술을 소개하고 있으니, 참고할 것.

구명처치의 흐름

1 구조

제일 먼저 환자를 안전한
장소로 이동시킨다

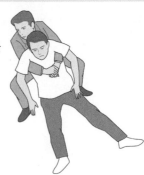

2 상태 확인

➔ 14 페이지

환자에게 말을 걸어
의식이나 호흡 등을
확인한다

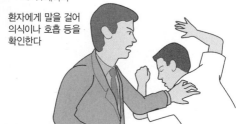

3 신고와 AED(자동제세동기)준비

도움을 청한다 (119신고와 AED준비를 요청한다)
주위에 아무도 없을 시에는 우선 119에 신고한다.

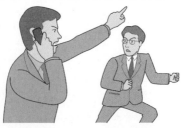

구급 현장에 도착하면, 최우선으로 안전 확보,
그리고 119 연락, 다음에 구명처치를 실시한다

4 AED 사용

➡ 42페이지

음성 안내에 따라서
사용한다

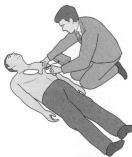

5 응급처치

호흡이나 맥박이 없다면 응급처치를
취한다
➡ 심폐소생술 (22페이지)
➡ 인공호흡 (32페이지)

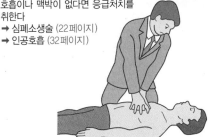

6 병원으로 이송

구급대원에게 환자를 인계한다 ➡ 21페이지

구명 릴레이

① 119신고
↓
② 응급처치
↓
③ 고도의 구급처치
↓
④ 고도의 구명의료

이 4개의 요소가 이어지는
것을 「구명조치 릴레이」 (연
쇄적 구명조치)라고 한다.
①과 ②는 바로 현장에 있는
당신의 역할이며 더욱이 구
명활동을 시작하는 중요한
위치이다.

상태의 확인①

환자 발생시, 우선 의식이 있는 지를 확인한다.
그 후 호흡이나 맥박, 출혈 유무를 확인한다.
상태 확인과 처치의 주된 흐름은 아래 그림과 같다.

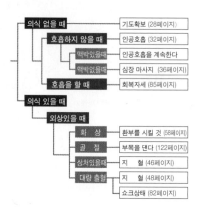

1 의식의 여부

귀에 대고 말을 걸어보거나 어깨를 가볍게 흔들거나 두드릴 것

반응이 없을 때
➡ 1차 구명조치 (20페이지)

반응이 있을 때
희망을 주는 격려의 말을 계속 건넨다

2 호흡의 여부

호흡을 확인 (28페이지)할 것

호흡이 없으면
➡ 기도 확보 (28페이지)
➡ 인공 호흡 (32페이지)

3 맥박 여부

① 손목의 맥박을 확인한다
　엄지손가락 쪽 손목에 검지, 중지, 약지를 대어본다.
② 경동맥을 확인한다
　목젖에서 귀쪽으로 비스듬히 손가락 끝을 대어본다.
③ 대퇴부 동맥을 확인한다
　서혜부 (아랫배와 접한 넓적다리, 대퇴부)주변의
　'대퇴부 동맥'에 손가락을 대어 본다.

상태의 확인 ①

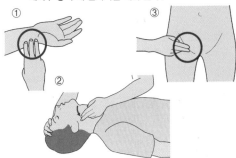

맥박이 없다면
➡ 심폐소생술 (22페이지)
➡ AED를 사용 (42페이지)

4 출혈 여부

몸의 잘 보이지 않는 곳에 출혈은 없는지, 허벅지 등이 부
어 있는 지, 내출혈은 없는 지도 꼼꼼하게 확인한다.

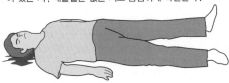

출혈이 있다면
➡ 지혈 (46페이지)

5 눈(동공)을 볼 것

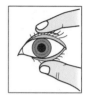

① 양 쪽 동공이 열려있을 때
→계속 열려있는 채로 빛을 비추어도 줄어지지 않는다면, '위험!'
② 한 쪽 동공만 열려있을 때
→한 쪽만 빛을 비추어도 줄어지지 않을 때는 뇌손상의 가능성이 있다.
③ 양 쪽 동공이 줄어져 있을 때
→의식이 확실하지 않을 때는 약물중독의 가능성도 있다.

×확대…5mm 이상
○정상…2~5mm 미만
×축소…2mm 미만

정상 상태

① 양 쪽이 열려 있는 상태

② 한 쪽이 열려 있는 상태

③ 양 쪽이 줄어 있는 상태

6 음독 여부 확인

- 극히 정상적이었는데 갑자기 고통스러워한다
- 심한 복통, 매스꺼움, 구토
- 비정상적으로 흥분한다, 환각을 본다
- 숨에서 이상한 냄새가 난다
- 온몸의 경련을 일으킨다

음독시에는 응급처치를 취할 것 → 104 페이지

음독이 의심될 때는 「119」로 연락한다

독극물, 세제 등을 잘못 마셨거나 독한 화학약물 접촉 사고 시에는 먼저 119에 전화를 걸어 알려주는 응급처치나 대응법에 따라서 구급대원이 올 때까지 임시 조취를 취한다.

※주의 : 전화를 할 때는 환자의 상태를 자세하게 알려줄 것. 음독한 약의 종류와 용량, 지병이 있는 지도 확인해서 알려준다. 환자 주변의 약포장지나 약병도 버리지 말고 확보해놓는다.

상세 사항 → 107페이지

동공 →음독여부 → 골절여부 → 얼굴색 확인

7 골절 여부 확인

→ 122 페이지

개방성 골절(복잡 골절)
●부러진 뼈가 상처 밖으로 나와 있을 때

폐쇄성 골절(단순 골절)
●내출혈로 인해 피부가 변색되고
●통증이 있으며 부어 있다

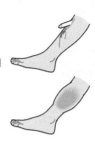

8 얼굴색 확인

의식이 있을 때

●**얼굴색 이상없다**
→ 베개 등으로 머리를 높이지 말고 수평으로 눕힌다.

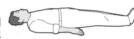

●**얼굴색 창백하다**
→ 방석 등을 사용하여 발을 높게 하여 눕힌다

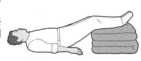

●**얼굴색 붉을 때**
→ 베개나 방석을 쌓아 머리를 높게하여 눕힌다.

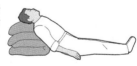

의식이 없을 때

●입술, 손톱이 보라색으로 변한다
→치아노제(질식 상태가 1분 이상 계속되고 있을 때). 위험!
●홍조 (붉은 색이 비칠 때)
→뇌출혈, 지주막하출혈, 당뇨병성 혼수의 우려가 있다
●창백 (창백하며 핏기가 없을 때)
→뇌색전(腦塞栓), 저혈당 혼수, 심부전의 우려가 있다.
●황달 (피부가 노랄 때)
→간(肝)성 혼수의 가능성이 있다

17

구급차 부르기

1 119에 전화하기 (전화무료)

휴대전화	국번 없이 1 1 9
일반전화 (IP전화포함)	국번 없이 1 1 9
디지털 공중전화 (회색)	국번 없이 1 1 9
공중전화 (긴급통화 버튼이 있는 전화)	수화기를 든다 → 긴급통화 버튼을 누른다 → 1 1 9
공중전화 (긴급통화 버튼이 없는 전화)	전화 관리자에게 긴급통화용으로 연결을 부탁한다 → 1 1 9

2 구급상황임을 전한다

119 「119 소방서입니다. 화재입니까? 구급상황입니까?」

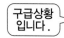

구급상황 입니다.

라고 또렷하게 말한다.

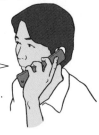

구급차는 이렇게 부른다

상황을 정확히 판단해야 하며 무턱대고 구급차를 부르지 않는다
- 호흡이나 맥박이 정지상태.
  또는 불규칙하고 약하며 상태가 좋지 않을 때
- 의식이 없으며 경련이 멈추지 않을 때
- 두통, 가슴 통증, 복통 등 심한 통증이 있을 때
- 호흡을 힘들어 할 때
- 부상으로 인해 출혈이 심할 때
- 중증이 의심될 때

구급상태 임을 알린다 → 현재 위치 → 환자의 상황 →
자신의 (신고자)이름을 말하고 현장으로 안내한다

3 위치 설명하기

◀119 "위치 (주소)가 어디입니까?"

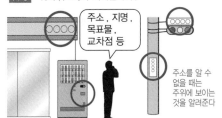

주소 , 지명,
목표물,
교차점 등

주소를 알 수
없을 때는
주위에 보이는
것을 알려준다

4 상황 설명하기

◀119 "무슨 일이지요?"
언제 , 누가,
어떻게,
어찌 되었는가

환자 인원 수
성별
연령
상태
현장상황 등

5 신고자 (자신)에 대해서도 알린다

◀119 "성함이 어떻게 되십니까?
지금 걸어주신 전화번호는
몇번입니까?"

자신의 이름
전화번호

6 구급차 현장 안내하기

가능한한 눈에 띄는 장소에 서서
구급차를 안내한다. 사람이 부족
할 경우는 구명활동을 우선한다.

⚠ 현재 위치를 알 수 없을 때

● 교차점 이름이나 점포의 명칭 등, 목표물을 확인.
● 휴대전화로부터 신고자의 위치정보를 통지하는 시
스템 (GPS)을 이용한다.
● 음료의 자동판매기에 붙여진 주소표시를 본다.

신고 후에 흐름

4가지 1차 구명처치

환자를 발견하고 구급차가 도착할 때까지 당신이 할 수 있는 구명처치는 아래의 4가지이다.
'무엇을 위해' 이러한 처치를 해야 하는 것인지 알아 두자.

① 기도 확보
   공기를 폐에 불어 넣을 준비
   → 28페이지
② 구강 대 구강
   구강 대 코의 인공호흡
   공기를 폐에 불어 넣는다
   → 32페이지
③ 심장 마사지
   폐의 혈액을 뇌로 흘려보낸다
   → 36페이지
④ AED
   심장활동을 정상화시킨다
   → 40페이지

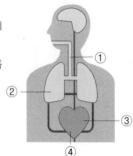

1차 구명처치는 위험요소가 없어질 때까지 계속한다

다음과 같은 경우가 없는한 계속한다
① 호흡이나 심장이 충분히 회복되었다
② 의사나 구급대원에게 인계되었다
③ 구조자의 심한 피로
④ 다른 위험요소로 인해 처치가 곤란해진 경우

 구급대원으로부터 오는 연락은 항상 받을것

구급대원이 도착하기 전, 그리고 가는 도중에도 신고자에게 연락을 취하고 환자에 관한 정보를 묻거나 응급처치법을 설명하는 경우가 있다. 따라서 항상 전화를 받을 수 있도록 할 것.

호흡과 맥박의 확인 및 조치를 취한다
구급차 도착 후에는 상황을 알린 후 맡긴다

구급차가 도착하면 ,

1 구급대원에게 상황 설명하기

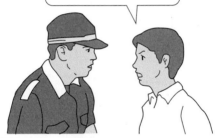

상태의 변화는 어떻고 ,
어떠한 응급처치를 취했으며
AED전기쇼크의 횟수는 몇번
지병의 유무나 주치의 등등

2 구급차에 동승하기

어느 병원으로 옮겨지는 지를 묻고 , 동행이 있다면 한 사람은
반드시 병원까지 동승을 한다

3 환자의 건강 (의료)보험증 등 지참

건강 (의료)보험증과 가능하다면 간단한 옷 등을 지참한다
환자가 모르는 사람일 경우에는 가족에게 꼭 연락을 취할 것

자가용차로 이송하는 경우

구급차를 기다리기보다 직접 병원으로 향하는 것이
빠르다고 판단되어 자가용차로 환자를 이송하는 경
우, 이 경우는 미리 병원에 연락을 취하고 치료가
가능한 지 확인할 것. 가장 가까운 응급실 등 긴급
의료시설이 마련된 병원을 평소 확인해 두자.

혼자서도 할 수 있는 심폐소생술

▌심폐소생술 (혼자의 경우)

인공호흡 2회와 심장마사지 (흉부압박) 30회를 반복한다 .

1 준비작업

- ●안전한 장소로 이동한다
- ●119에 신고한다
- ●환자의 상태를 파악한다
- ●기도를 확보하여 호흡을 확인한다 .
  - ➜ 호흡과 맥박이 없다면 심폐소생술을 실시한다

2 인공호흡 2회

➜ 32페이지
가슴이 올라오는 것을 확인하면서 연속 2회 (1회당 1초)
실시한다 . 상황에 따라서 인공호흡은 생략할 수 있다 .

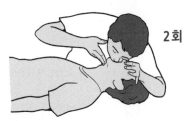

2회

3 심장 마사지 30회

➜ 36페이지
1분간 약 100회 기
준으로 흉부를 리드
미컬하게 압박한다 .

30회

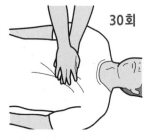

2와 3을
계속
∞

구조자가 한 명일 때라도 심폐소생술은 가능하다. 주위의 상황에 주의할 것.

심폐소생술의 리듬

- 인공호흡 2회, 심장마사지(흉부압박)을 30회, 리드미컬하게 반복하여 실시한다
- 성인, 소아나 유아도 횟수는 같다
- 심장마사지의 페이스는 약 1당 100회 (심장마사지 30회가 약 20초에 끝나는 정도)

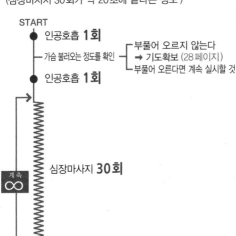

START
인공호흡 **1회**

― 가슴 불러오는 정도를 확인 ―
┌ 부풀어 오르지 않는다
│ → 기도확보 (28페이지)
└ 부풀어 오른다면 계속 실시할 것

인공호흡 **1회**

계속
∞

심장마사지 **30회**

인공호흡 **2회**

⚠ 심폐소생술은 중단하지 않는다

인공호흡과 심장 마사지는 끊김없이 지속하는 것이 중요하다. 다음과 같은 때에는 중단할 수 있으나 신속히 재개할 것
- AED의 준비가 되었을 때
- 장소를 이동해야 할 때
- 구조자의 피로가 한계에 달했을 때

구조자가 2명일 때의 심폐소생술

심폐소생술 (2명의 경우)

1 준비 (좌, 우 순)

- 119에 먼저 신고한다
- 환자의 상태를 본다
- 안전한 장소로 이동

- 기도 확보, 호흡 확인
  ➡️ 호흡과 맥박이 없다면 심폐소생법을 실시한다

2 2명의 역할을 정한다

우선 누가 인공호흡을 하고 심장 마사지를 할 지를 정한다.
※도중에 교대한다

환자를 사이에 두고 마주보면 어깨가 부딪히지 않아 처치가 용이하다

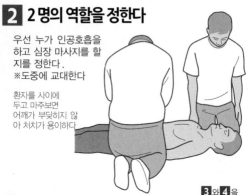

3 인공호흡을 2회 실시

3 와 4 을 계속 ∞

4 심장마사지를 30회 실시

역할을 교대해가며 구급차가 올 때까지 계속해서 실시한다

 심장마사지는 약 2분씩 교대할 것

구조자가 흉부압박을 2분간 (30회씩 5사이클 정도) 지속하면 손의 힘이 약해지므로 2분 간격으로 교대하는 것이 좋다. 압박이 약해지면 혈액이 뇌까지 흐르지 않기 때문에 가능한한 강하게 압박한다. 압박하는 힘이 강해도 누르는 위치가 정확하면 늑골은 쉽게 부러지지 않는다.

2명일 때는 2분 교대로 심장마사지를 실시한다.
구급차가 올 때까지 계속할 것

심폐소생술과 동시에 AED를 사용하기

1 AED를 준비한다 → 42페이지

AED장착시에도 심폐소생술은
가능한한 지속한다.

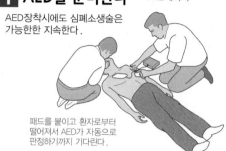

패드를 붙이고 환자로부터
떨어져서 AED가 자동으로
판정하기까지 기다린다.

2 필요에 따라서 쇼크 버튼을 누른다

AED해석 후, 전기 쇼크가 필요한 경우에는
쇼크 버튼을 누른다.

3 곧바로 심폐소생술을 재개한다

인공호흡 2회, 심장마사지를 20회의 조합을
5세트 실시한다.

계속
∞

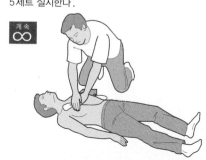

의식이 돌아오면

의식이 회복됐을 때

1 심폐소생술을 중단한다

신음소리 등 생명반응이
있다면 심폐소생술을 중
단한다

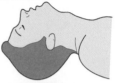

2 AED를 장착한 채 회복 자세를 취하게 한다

→회복자세 (85페이지)
전극 패드는 떼어내지 않고 전원이 켜져 있는 상태를 유
지한다. 쇼크버튼은 누르지 않는다.

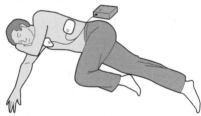

3 구급차를 기다린다

신중히 환자를 관찰하며 기다린다.

 회복의 판단

맥박이나 동공을 보는 등의 판단방법으로는 일반인이
정확한 회복상태를 판단하기는 어렵다. 회복여부에 대
해서는 아래와 같은 반응으로 판단할 수 있다.
- 움직이기 시작했을 때
- 신음소리를 냈을 때
- 울기 시작했을 때

> 의식이 돌아오면 심폐소생술을 중단한다.
> AED를 부착한 채 구급차를 기다릴 것

▌회복된 상태라 판단할 수 있는 호흡과 맥박 상태

의식회복이 명확하지 않을 경우, 다음과 같은 상태라면 호흡, 심장이 회복된 것으로 판단할 수 있다.

➡ 호흡 회복

- 숨이 느껴진다
- 가슴이나 배가 크게 상하로 움직인다
- 비교적 쉽게 호흡한다
  → 인공호흡을 중지

➡ 심장 회복

- 경동맥이나 손목으로 1분간 60회 이상의 맥박이 확인된다 (10초간 측정하여 6배로 계산함)
  → 심장 마사지 중지

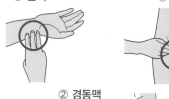

① 손목   ③ 대퇴동맥

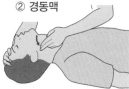

② 경동맥

맥박수를 알 수 없더라도 다음과 같은 상태라면 심장은 회복된 것으로 판단해도 좋다
- 자발적으로 호흡한다
- 기침을 한다
- 몸이 움직인다
  → 심장 마사지 중지

호흡확인 기도확보①

호흡을 확인하기

➡ 자신의 볼과 귀를 환자의 입·코에 가져다 댄다

환자가 내쉬는 숨이나 소리를 확인하고 동시에 흉·복부가 움직이는 지를 본다

✗ 볼로 숨을 느낄 수 없으며 가슴이 상하로 움직이지 않는다
  → 호흡정지
  ➔ 인공호흡 (32페이지)

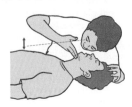

△ 가슴은 움직이지만 내뱉는 숨이나 공기가 출입되는 소리가 나지 않는다
  → 기도가 막혀있다
    호흡이 힘든 상태
  ➔ 기도확보 (29페이지)

기도가 막혀있는 경우

혀의 뿌리쪽이 목을 막고 있는 경우
(혀가 작게 보인다)
  ➔ 기도확보 (29페이지)

목이 이물질로 막혀 있는 경우
  ➔ 이물질 제거 (30페이지)

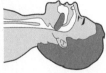
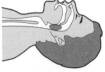

△ 의식이 없고 코를 고는 등 잡음이 들린다

기도 확보방법의 변경

이전에는 목 손상 등의 우려가 보이는 경우, 아랫턱을 손가락으로 들어올리는 하악거상법(下顎擧上法)을 실시하였지만 충분한 기도확보가 되지 않기 때문에 현재는 일반적으로 두부후굴하악거상법(頭部後屈下顎擧上法)을 이용하고 있다.

우선, 환자의 호흡을 확인. 호흡이 없는 경우
에는 기도를 확보하여 호흡회복을 준비한다

두부후굴 하악거상법을 실시한다

1 두부후굴 하악거상법을 실시한다

① 위를 향하게 눕힌 다음, 한쪽 손을 이마에 댄다.
다른 한쪽 손의 검지와 중지를 턱 끝 (뼈가 있는 딱딱
한 부분)에 댄다

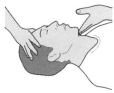

② 2개 손가락으로 머리를 뒤로 젖힌다. (두부후굴)
턱 끝을 올린다 (하악거상)

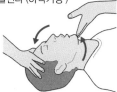

※손가락으로 아래 턱 부드러운 부분을 압박하지 않도록 주의

● 유아의 경우는, 머리를 너무 뒤로 젖혀지지 않도록 한다
● 의치는 빠지기 쉬울 것 같으면, 안전하게 빼서 보관한다

2 환자의 호흡을 확인한다

가능하다면 턱 끝을 올린 채로 몸을 옆으로 눕힌다
→ 회복자세 (85페이지)

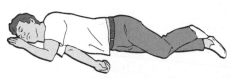

호흡확인 기도확보②

▌이물질 제거

1 입 속을 깨끗이 한다

엄지손가락으로 윗턱을 들어 올리는 동시에
검지로 아랫턱을 내려 입을 벌리게 한 후,
입 속의 점액 등을 닦아낸다.
머리는 옆으로 눕힌다.

 NO! 목 안쪽을 자극
해서는 안 된다

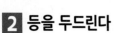

2 등을 두드린다

옆으로 눕힌 후,
턱을 내밀게 하여 손바닥으로
등을 두드린다

**멀리서부터
세게 4~5회**

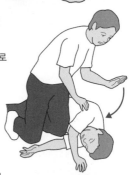

배를 깔고 엎드리게 하여
의자 등에 태워서 배를 깔고 엎드리게
한 후 턱을 올리고 등을 두드린다

**멀리서부터
세게 4~5회**

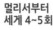

어린이는 거꾸로 들어 올린
후, 등의 정 중앙에서부터
약간 위 부분을 세게 4~5
회 두드린다
→ 79페이지

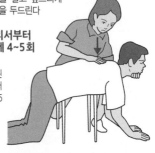

기도에 이물질이 있는 경우는 이물질을
제거하여 기도를 확보할 것

3 하임릭 응급법 실시

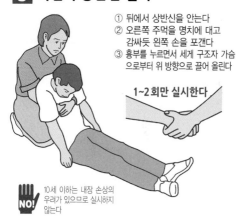

① 뒤에서 상반신을 안는다
② 오른쪽 주먹을 명치에 대고
감싸듯 왼쪽 손을 포갠다
③ 흉부를 누르면서 세게 구조자 가슴
으로부터 위 방향으로 끌어 올린다

1~2회만 실시한다

10세 이하는 내장 손상의
우려가 있으므로 실시하지
않는다

✏️ 목은 생명에 중요한 부분

목뼈 (경추)는 무거운 머리를 지탱하는 것뿐아니라 입과
위장, 기관과 폐, 뇌와 신경, 뇌혈관과 심장 등이 연결되
어 있는 중요한 장소이다. 이 중 어느 한가지라도 단절된
다면 그대로 죽음과 직결되는 경우가 있다. 그 만큼 중요
한 부분임에도 불구하고 인체 중에서도 가늘고 약하기 때
문에 아주 특별한 주의가 필요한 부위이다.

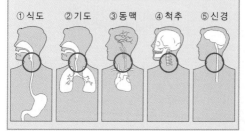

① 식도   ② 기도   ③ 동맥   ④ 척추   ⑤ 신경

인공호흡 ①

인공호흡의 기본

인공호흡이란 스스로 호흡이 불가능한 환자에 대해 구조자가 입이나 코로 숨을 불어넣는 것으로 강제적으로 폐에 공기를 보내는 1차적 구명처치이다. 10초 이상 호흡이 확인되지 않을 때 실시한다.

1 입 혹은 코 하나에 숨을 불어 넣는다

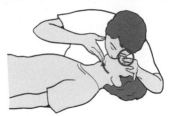

2 일단 입에서 떨어진 후, 다시 숨을 불어 넣는다

 인공호흡이 불가능할 때에는

심리적으로 저항이 있는 경우에는 손수건이나 가제로 입을 덮고 실시해도 된다. 다른 무언가의 이유로 불가능할 경우에는 인공호흡을 생략하고 곧 바로 심장마사지 등의 다음 처치를 취한다

 구강 대 구강의 인공호흡과 감염

오랜 기간동안 전 세계에서 행해져 온 구강 대 구강의 인공호흡 연습에서 바이러스성 감염 등의 감염 예는 없었기 때문에 인공호흡에 의한 감염 걱정은 없는 것으로 판단된다. 하지만, HIV바이러스 등은 감염력은 약하지만 구강을 통하여 감염할 가능성이 있다. 처치 시, 간이형 감염 방호구를 사용하는 것이 바람직하다

환자의 호흡이 10초 이상 확인되지 않는 경우는 인공호흡을 실시한다.

▌구강 대 구강 인공호흡

1 환자의 코를 집는다

머리를 뒤로 젖히고 아랫턱을 치켜올려 코를 집는다

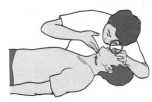

NO! 입에 혈액이나 상처가 있는 경우는 구강 대 구강 인공호흡은 피한다

2 숨을 불어 넣는다

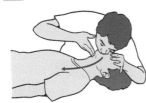

숨을 들여마신 후 환자의 입에 자신의 입을 크게 덮도록 하여 숨을 불어넣는다. 코는 집은 채로 한다.

1회당 1초 정도 숨을 불어 넣는다. 머릿속에서 '하나'를 세는 정도의 시간

3 호흡을 확인한다

환자의 가슴이 부풀었는지 확인한다. 가슴이 올라오지 않을 경우에는 다시 기도확보를 실시한다

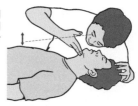

4 2번째 숨을 불어 넣는다

환자의 가슴이 원 위치까지 내려앉았다면 2번째 숨 불어넣기를 실시한다

인공호흡 ②

▌구강 대 코 인공호흡

환자의 입으로 숨을 불어넣을 수 없는 경우는 코를 통해서 숨을 불어넣을 수 있다

1 기도를 확보하고 입을 막는다

환자의 이마와 턱에 손을 대어 머리를 뒤로 젖힌 후, 턱 끝을 올린다. 숨이 새지 않도록 환자의 입을 손으로 확실히 닫는다

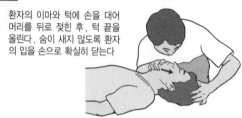

2 코로 숨을 불어 넣는다

숨을 들여마신 후, 환자의 코를 크게 입으로 덮도록 하여 숨을 불어 넣는다
➔ 가슴이 부푸는지 여부를 확인한다

1회당 1초 숨을 불어 넣으며 세게 불어 넣지 않는다

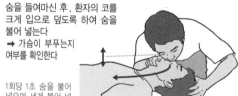

3 입을 열어, 숨을 내쉬게 한다

가슴이 부풀면 입을 누르고 있던 손을 놓아야한다. 엄지로 입을 열어 그 외의 손가락으로 아랫턱을 들어 올려 숨을 내쉬게 한다

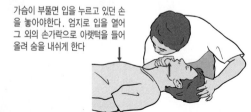

입으로 숨을 불어 넣을 수 없으면 코로 실시한다. 유아는 입과 코를 한번에 실시한다.

유아 (1세 미만)의 인공호흡법

1 기도를 확보한다

양손으로 아래 턱을 올린다 (하악거상법)

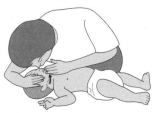

2 숨을 불어 넣는다

자신의 입으로 유아의 입과 코를 한번에 덮어 숨을 불어넣는다

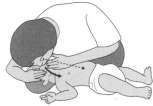

불어넣는 양은 몸 크기에 맞추고 기준은, 유아의 명치 (배꼽 부근)이 부풀어 오르지 않는 정도로 한다

 폐가 너무 부풀지 않게 할 것

심장마사지로 심장에서부터 흘려보내지는 혈액량은 자기 심박수의 3분의 1 정도이므로 환자에게 필요 이상의 숨을 불어 넣을 필요는 없다. 또한, 폐를 너무 부풀어 오르게 하는 것도 좋지 않다. 환자에게 숨을 불어 넣는 시간은 1초가 적절한 것으로 판단되며 구조자가 숨을 불어 넣기 전에 심호흡을 할 필요는 없다.

심장마사지 ①

심장마사지 준비

심장마사지란, 흉부를 강하게 끊어가며 압박하는 것으로 정지 상태의 심장 대신 뇌에 혈액이 흐르도록 하는 행위이다. 구급차가 도착하기까지 계속적으로 실시하는 것이 중요하다.

1 맥박 확인

→ 15페이지

맥을 짚기 쉬운 곳에서 확인한다
● 손목 ● 경동맥 ● 대퇴동맥
× 맥박이 없을 경우
→ 심장마사지
○ 맥박이 있는 경우
→ 심장마사지 불필요

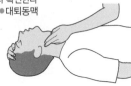

2 편평하고 딱딱한 곳에 눕힌다

효과적인 압박을 위해 반드시 딱딱한 장소에서 실시하도록 한다. 몸 밑에 두꺼운 판자 등을 깔아도 좋다.

3 압박할 장소를 찾는다

가슴의 정 중앙(좌우 유두를 연결한 선의 한 가운데)을 압박한다.

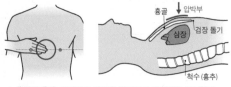

흉골과 흉추 사이에서 심장을 압박하여 마사지를 실시한다.

 압박부위에는 개인차가 있다

체형이나 성별에 따라 개인차가 있기 때문에 골격을 자세히 관찰하여 적절한 위치를 압박해야 한다

심장이 정지상태라면 심장마사지를 실시하여
뇌에 산소를 보낸다

성인 심장마사지

1 손을 포갠다

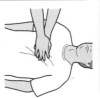

우선, 한쪽 손을 압박부위에 두고
그 위로 다른 한 손을 포갠다.

양손 손가락을 서로 휘감으면 힘을 넣기
쉬워진다. 아랫쪽 손 손가락 끝을 띄워
흉부를 손가락으로 찌르지 않도록 할 것

2 위에서부터 수직 방향
으로 강하게 누른다

●팔꿈치를 곧게 한다
●손바닥과 손목의 연결 부위에 체중을 가한다
●흉부가 3.5~5cm 가량 들어갈 정도로 강하게 누른다

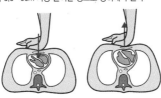

3 연속적으로 빠르게 압박한다

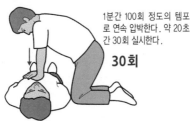

1분간 100회 정도의 템포
로 연속 압박한다. 약 20초
간 30회 실시한다.

30회

30회 압박이 끝나면 인공호흡을 두 차례 실시한다. ➡ 32페이지

1분간 약 100회 정도의 템포로 **30**회

계속
∞

심장마사지 ②

어린이 (1~8세) 심장마사지

1 맥을 짚어 본다

× 맥박 없는 경우 → 심장마사지
○ 맥박 있는 경우 → 심장마사지 불필요

2 압박 부위를 정한다

압박 부위는 어른과 동일하다

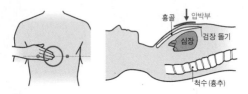

3 한쪽 손 , 혹은 양손으로 누른다

환자의 몸 크기에 맞추어 압박한다 .
한쪽 손의 경우
  손바닥 아래 부분만으로 압박할 것
양 손의 경우
  어른과 동일 → 손 모양 (37페이지)

압박 깊이는 성인과
다르며 가슴 두께의
3분의 1~2분의 1정
도까지 압박한다

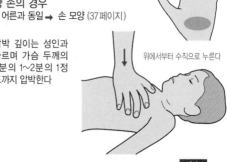

위에서부터 수직으로 누른다

1분간 약 100회 정도 템포로 **30**회

계속
∞

어린이 심장마사지의 기본은 성인과 같으나
누르는 세기에 주의한다

유아 (1세 미만) 심장마사지

1 맥을 짚어본다

● 위팔 동맥 = 어깨와 팔꿈치의 중간 부분 안쪽에 위치한다.
  팔 바깥쪽에 엄지손가락 , 안쪽에 검지손가락과 가운데 손
  가락을 대어 팔이 그 사이에 들어가도록 한다
● 대퇴 동맥 = 아랫배와 접한 넓적다리 (대퇴부)의 주변에 손
  가락을 대어 본다

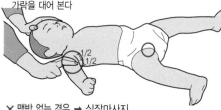

✕ 맥박 없는 경우 ➡ 심장마사지
◯ 맥박 있는 경우 ➡ 심장마사지 불필요

2 압박부위를 정한다

압박 부위는 양쪽 젖꼭지를
연결한 선의 중앙 부분

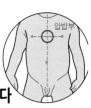

압박부

3 두 개 손가락으로 누른다

중지와 약지 두 개로 위에서부터 수직 방향으로 압박한다 . 압박 깊이
는 성인과 다르며 가슴 두께의 3분의 1~2분의 1정도까지 압박한다

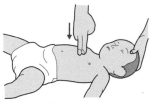

1분간에 약100회 정도 템포로 **30**회

계속 ∞

AED의 기본

▌AED(자동 체외식 제세동기)의 기초지식

AED란, 자동 체외식 제세동기의 약어이다. AED로 심장에 전기쇼크를 가함으로 심실세동 등의 위험한 부정맥상태를 정상으로 돌릴 수 있다. 전원을 넣으면 음성 안내로 조작순서 및 처치방법을 알려주기 때문에 의학 지식이 없는 사람이라도 적절한 조작을 할 수 있게 되어 있다.

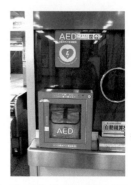

AED가 설치되어 있음을 알리는 마크

주로 체육관이나 경기장, 홀, 역, 공항 등 많은 사람이 모이는 공공 시절에 설치되어 있다. 2011년 8월부터 의사 외 사용이 허가되어 누구나 쓸 수 있게 되었다.

심실세동이란

심장이 조금씩 경련을 일으키며 혈액을 전신으로 흘려보내지 못하는 상태가 '심실세동'. 심장 정지에 의한 돌연사의 원인 중 절반 이상이 심실세동에 해당된다. 병원 이외의 장소에서 심실세동을 치료하는 방법은 AED를 이용한 전기 쇼크 외에는 없다.

심장의 심실세동을 치료할 수 있는 것은 AED뿐
이다. 평소부터 AED 설치장소를 체크해둘 것

AED장치 각부 명칭

AED장치는 각 제조사에 따라 여러 형상을 띄고 있지만 기본적
인 사용방법은 동일하며 구급시에 사용하는 기능은 1~4뿐이다.

AED의 예

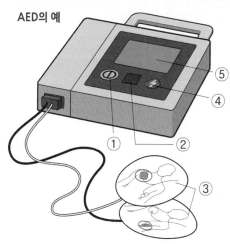

① 전원버튼
전원을 넣는다. 덮개를 열
면 자동적으로 전원이 들
어오는 기종도 있다

② 스피커
조작방법을 알리는 음성 안
내가 흘러나온다. 안내에
따를 것.

③ 전극패드
전극이 장착된 패드. 환자
의 피부에 붙인다. 붙이는
위치는 패드에 그림으로 표
시되어있다. 성인용 (9세이
상)과 소아용의 2종류가 포
함되어 있는 경우도 있다.

④ 쇼크 버튼
AED자동해석 결과, 전기
쇼크를 가해야 할 필요가
있으면 자동적으로 충전이
실시되어 버튼을 누르도록
음성안내로 지시한다.

⑤ 그 외
AED 셀프 체크 (배터리 잔
량 등) 결과를 나타내는
판넬이나 배터리 등. 기종
에 따라 다르다.

※해외에는 전자동 AED도 있
으므로 주의할 것

AED의 사용방법

1 AED를 꺼낸다

케이스에서 본체를 꺼내어 환자의 옆에 둔다

2 전원을 넣는다

전원을 넣은 후에는 음성 안내와 램프 지시를 따른다

3 전극 패드를 붙인다

환자의 가슴을 벌리고 피부 표면에 전극 패드를 붙인다

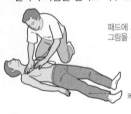

패드에 그려진
그림을 참고한다

※여기에서 패드와 본체를 커넥터로
접속해야 하는 기종도 있다.

4 AED 자동 해석

전극 패드를 붙이고 나면 AED가
심전도 해석을 시작하므로 환자의
몸을 만지지 말 것. 주위의 사람들
에게도 환자에게서 떨어지도록 지
시해야 한다.

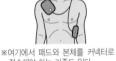
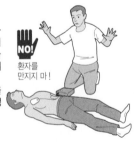

환자를
만지지 마!

→ 전기 쇼크의 필요성이 없을
경우에는 곧바로 심폐소생
술을 실시한다
→ 22페이지

어린이 (1~8세)에게 AED를 사용할 경우

- 심폐소생법을 2분간 실시한 후에 사용한다
- 가능하다면 소아용 전극 패드 혹은 소아용 시스템을
사용한다
- 소아용이 없는 경우에는 성인용 전극 패드, 성인용
시스템을 이용해도 된다

전원을 넣으면 패드를 환자의 피부 표면에 붙인다. 그 후에는 음성 안내에 따른다

5 쇼크 버튼을 누른다

자동 해석 결과, 음성 안내로 전기쇼크를 실시하라는 지시가 있을 경우 쇼크 버튼을 누른다

NO! AED의 지시가 없을 시에는 누르지 않는다

NO! 환자를 만지지 않는다. 주위 사람들 또한 환자에게서 떨어져 있을 것

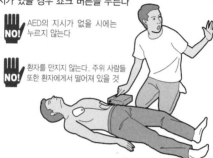

6 심폐소생술을 재개한다

전기쇼크는 1회만 실시한다. 종료 후, 곧바로 심폐소생술을 재개한다.

AED사용상의 주의사항

- 1세 미만 유아에게는 사용하지 않는다
- 전극 패드는 반드시 피부에 직접 붙인다
- 부속품 등이 패드와 피부 사이에 끼지 않게 한다
- 여성의 브래지어는 가능하다면 중심 부분에서 절단한다
- 전극 패드는 틈이 생기지 않도록 붙인다
- 피부에 물기가 있는 경우에는 닦아내고 붙인다
- 파스 등이 붙어 있을 시에는 떼어낸다
- 체모로 인해 패드를 붙일 수 없을 경우에는 면도를 실시한다
- 심장박동기를 장착한 환자의 경우에는 패드를 심장박동기로부터 떨어져 붙인다

출혈 시

출혈 판단

➡ 뿜어 나오는 출혈

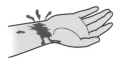

동맥성 출혈(선홍색)의 경우에는 대량 출혈의 가능성이 있으므로 지혈한다.

➡ 흘러 나오는 출혈

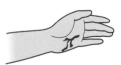

정맥성 출혈(검붉은색)이 점점 심해지는 경우에는 대량 출혈의 가능성이 있으므로 지혈한다

➡ 스며 나오는 출혈

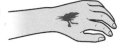

상처로부터 스며 나오는 듯한 출혈의 경우에는 피가 멈추면 문제 없다

➡ 내출혈의 경우

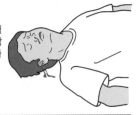

의식이 없으며 귀나 코에서부터 출혈이 있는 경우에는 위험한 상태이므로 곧바로 병원에 이송한다

출혈이 적어도 위험은 있다

출혈이 적게 보여도 맥박이 빠르거나 호흡이 정상일 경우보다 더 가쁜 경우, 내장 등에서 내출혈이 일어나고 있는 가능성이 있다. 얼굴색이나 호흡, 맥박, 전신상태를 관찰하여 이상이 있다면 바로 병원에 이송한다

눈 앞에 피가 보여도 당황하지 말고 출혈 상태를 관찰해야 한다. 상태에 맞는 지혈이나 처치를 실시한다

지혈에 도움되는 물건

끈으로 되어있는 물건이나 천으로 되어있는 물건이라면 도움이 된다.

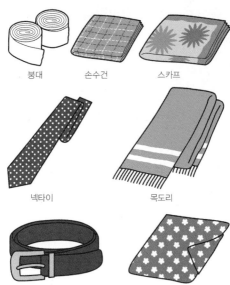

붕대   손수건   스카프

넥타이   목도리

벨트 (적당히 두꺼운 것)   보자기

 철사 등 , 뾰족하고 딱딱한 것은 상처를 입힐 수 있으므로 사용하지 않는다

출혈량에 대해

건강한 성인은 일반적으로 250㎖ (컵 한잔을 약간 넘는 정도) 정도의 출혈로는 특별한 장애를 일으키지 않지만 400~500㎖를 넘으면 저혈압을 일으켜 경도의 쇼크상태를 일으킨다.

지 혈 ①

붕대 감는 방법 (압박지혈)

1 천으로 상처를 덮고 손으로 누르며 압박한다

손으로 직접 압박하지 않고 깨끗한 천이나 비닐 등으로 상처를 덮는다 . 단단히 누르며 환부를 압박한다

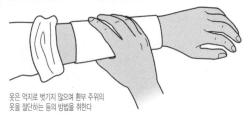

옷은 억지로 벗기지 않으며 환부 주위의
옷을 절단하는 등의 방법을 취한다

 출혈 중에는 환자를 움직이거나
체온을 높이지 않을 것.

2 붕대 등으로 천을 묶는다

상처를 덮은 천을 붕대로 묶어 고정한다

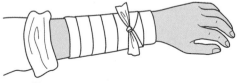

 환부를 필요 이상으로 졸라 매지 않을 것.
피가 멈출 정도의 세기로만 묶는다.

3 상처를 심장보다 높은 위치에 놓는다

상처가 심장보다 높은 위치가 되도록 한다

지혈 ①

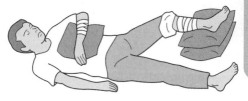

➡ 통증이나 붓기를 식힌다

통증이나 붓기가 심한 경우에는 차가운 수건이나 얼음주머니
등으로 식힌다

➡ 두부 출혈

두부(頭部)에는 혈관이 많으므로
많은 양의 출혈이 있을 수 있으므
로 침착하게 지혈해야 한다

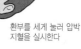

환부를 세게 눌러 압박
지혈을 실시한다

여러가지 상처의 특징

- 창상 (베인 상처)
  출혈량이 많으며 봉합이 필
  요한 경우가 있다.
- 찰상 (찰과상, 긁힌 상처)
  상처는 깊지 않으나 피부가
  긁혀져 있는 상태이기 때문
  에 체액이 스며 나온다

- 열상 (찢어진 상처)
  상처의 형상이 불규칙하며
  지혈이 힘들다
- 자상 (찔린 상처)
  상처는 작지만 깊다. 내장까
  지 이어진 상처는 위험하다

47

지혈 ②

▌대량 출혈 시에는 지혈대를 사용한다

지혈이 힘든 경우, 혹은 환자가 골절상태로 압박 지혈이 불가능할 때에는 붕대나 긴 천 등으로 지혈대를 만들어서 환부로부터 심장에 가까운 부분을 지혈한다. 지혈대에 의한 지혈은 세게 졸라 매면 혈관이나 신경의 손상 원인이 되므로 어떠한 방법을 취해도 출혈이 멈추지 않을 경우에만 사용한다.

1 천을 환부보다 심장에 가까운 쪽에 감는다

충분한 길이의 천을 준비하여 상처보다 심장에 가까운 부분을 묶는다

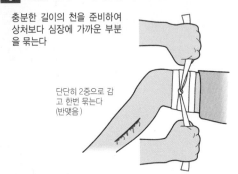

단단히 2중으로 감고 한번 묶는다 (반매듭)

2 매듭에 봉을 끼워 넣고 동여 맨다

딱딱한 봉을 매듭에 동여 맨다. (스패너 등의 공구가 딱딱하여 좋다)

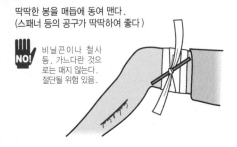

NO! 비닐끈이나 철사 등, 가느다란 것으로는 매지 않는다. 절단될 위험 있음.

대량 출혈시에는 지혈대로 환부의 심장 부근을 맨다. 30분 마다 풀어 준다

3 봉을 돌려 조여 올린다

매듭을 중심으로 봉을 돌려 조여 가며 출혈이 멈추면 정지한다.

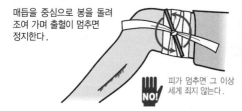

피가 멈추면 그 이상 세지 죄지 않는다.

4 눈에 띄는 부분에 시각을 써 넣는다

지혈대를 맨 시각을 써 둔다.
(피부에 직접 써도 된다)

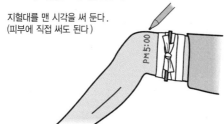

5 30분에 한번씩 풀어준다

⚠ 출혈성 쇼크 주의

외상 등으로 혈액의 3분의 1 이상이 급격히 줄어 들면 당연히 순환 혈액도 줄어 들어 모든 장기나 조직으로의 혈액공급이 충분하지 않게 되고 이로인해 생명이 위험한 상태를 불러 일으킬 염려가 있다. ➜ 쇼크증상 (82페이지)

주된 쇼크 증상
- 맥박이 약하며 멀어진다
- 체온이 저하된다
- 전신에서 식은땀이 난다
- 혈압이 저하된다
- 입술이 보라색 혹은 창백해진다

49

지혈 ③

지압지혈 방법

상처보다 심장에 가까운 부분의 지혈점을 손가락이나 주먹으로 눌러 동맥이 뼈와 손 사이에서 압박되어 지혈이 가능하다.

➡ 앞 팔 대량 출혈

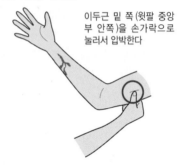

이두근 밑 쪽 (윗팔 중앙부 안쪽)을 손가락으로 눌러서 압박한다

➡ 다리 대량 출혈

서혜부에 움켜쥔 주먹을 대어 팔꿈치를 펴고 체중을 가하여 뼈 부분을 향해 압박한다 (관절압박법)

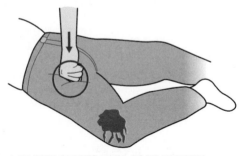

누르기 시작하면 계속하여 힘을 줘야 한다. 힘을 풀면 효과가 저하된다.

지혈점을 손가락 등으로 압박함으로서 지혈이
가능하다. 지혈점을 외워 두자

주된 지혈점

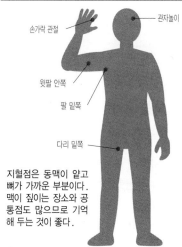

손가락 관절

관자놀이

윗팔 안쪽

팔 밑쪽

다리 밑쪽

지혈점은 동맥이 얕고
뼈가 가까운 부분이다.
맥이 짚이는 장소와 공
통점도 많으므로 기억
해 두는 것이 좋다.

⚠ 지혈 주의점

● 지혈대를 한 채로 1시간 이상 두지 않을 것
● 세게 묶지 않을 것

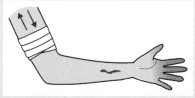

너무 세게 묶거나 한 시간 이상 지혈한 채로 있으면
혈행장애로 체조직이 괴사하는 경우가 있다.
피부가 아주 검붉은 보라색으로 변해 있거나
핏기가 없어지면 주의해야 한다.

지
혈
③

붕대 감는 법

기본적인 붕대 감는 법

1 가제나 천을 상처 부위에 덮는다

적절한 크기와 두께가 있는 청결한
가제나 천을 상처 부위에
덮는다

2 처음 감을 때는 붕대를 비스듬히 댄다

우선 붕대를 비스듬히 덮고 세로로 1~2번 감은 후, 비스듬히
튀어 나온 끝자락을 접어 넣고 그 위를 감는다.

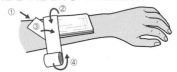

3 감은 후에는 고정한다

상처 부위의 윗부분에서 고정하지 않을 것.

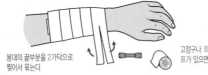

붕대의 끝부분을 2가닥으로
찢어서 묶는다

 고정구나 의료용 테이
프가 있으면 사용한다

이런 것도 응급처치에 사용된다

● 팬티스타킹
  신축성이 있기 때문에 관절부 등의 보호가제를
  고정하기 편하다

● 보자기, 스카프, 두건, 시트
  큰 천으로 되어있는 것은 삼각건의 대용품으로서
  사용할 수 있다. 찢어서 붕대로서 사용해도 좋다.

52

상처에 가제를 덮고 붕대를 감는다
상처의 윗부분에서는 묶지 않는다

부위별 붕대 감는 법

붕대 감는 법

손 가 락

붕대를 가늘게 겹치도록 손
가락에 감으면 잘 풀리지 않
는다. 손가락에 다 감은 후
에 손목으로 돌려 고정하면
잘 벗겨지지 않는다.

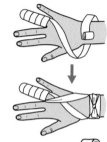

손 가 락 끝

손가락 전체를 세로로
겹치도록 덮어가면서
가로로 감는다.

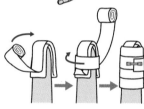

발 목

관절을 구부린
채로 감는다.

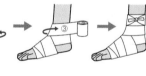

팔 꿈 치 무 릎

관절을 구부린 채로
환부 윗부분과 아래
부분을 감고 상하
교대로 전체를 감는다

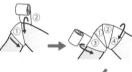

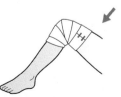

삼각건 사용법

삼각건 사용법

삼각건은 팔을 매거나 띠를 만들어 감거나 환부를 덮는 등, 여러 가지 응급처치에 활용할 수 있다.

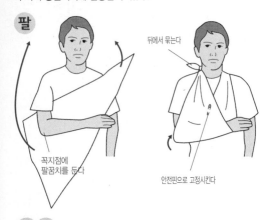

팔

뒤에서 묶는다

꼭지점에 팔꿈치를 둔다

안전핀으로 고정시킨다

발 목

① 삼각건의 꼭지점을 발가락 끝에 두고 발 앞 부분부터 감싼다
② 좌우로 포개어 교차시킨다
③ 발목 뒤로 돌려 감아 발목 앞으로 묶는다

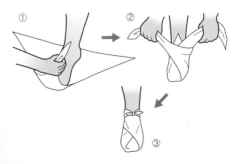

① ② ③

응급처치 시에는 삼각건을 활용한다.
손수건, 스카프 등으로 대신할 수 있다

머리

① 삼각건을 띠 형태로 접고, 정가운데를 환부를 덮은 가제 윗부분에 세로 방향으로 댄다
② 위에서부터는 머리 윗부분을 감싸고 아래에서부터는 턱을 감싸 환부 반대 방향 귀의 약간 위 부분에서 서로 교차시킨다.
③ 양 끝부분을 각각, 이마와 뒤통수에서 돌려감아 환부 방향에 있는 귀의 윗부분에서 묶는다.

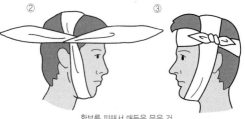

환부를 피해서 매듭을 묶을 것

띠 만드는 법

삼각건으로 띠를 만들어 가제를 덮은 환부를 감거나 골절 시, 부목을 고정한다. 부목이 없는 경우에도 양 발을 묶어 고정할 수 있다.

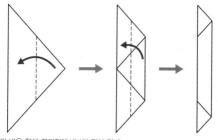

긴 변을 향해 꼭지점에서부터 접어 간다.
사용목적에 맞추어 폭을 조절한다

화상을 입었을 때

화상 판단법

1 화상 면적을 본다

화상을 입은 사람의 손바닥 면적을 기준으로 화상 면적을 측정한다. 손바닥을 전체의 1%로 간주한다

- 성인은 전체 표면적의 20%이상일 경우 중증
- 어린이나 고령자는 전체 표면적의 10% 이상일 때 중증
  → 중증으로 판단되는 경우는 구급차를 부른다

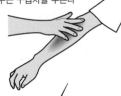

2 화상의 깊이를 본다

면적이 적어도 피부의 깊은 곳까지 화상을 입었을 때에는 중증이다.

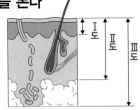

깊이	원 인	외견과 증상	경 과
Ⅰ도	**표피 열상** 그다지 높지 않은 온도의 액체로 인한 화상	• 피부가 빨개진다 • 따끔거린다	수일 후 완치됨
Ⅱ도	**진피 열상** 주머니 난로 등에 장시간 접촉했을 때, 고온액체로 인한 화상 등	• 물집이 생긴다 • 표면이 허물어져 심한 통증과 화끈거림	완치 1~2주 소요 (화농이 있을 시는 3도 화상취급)
Ⅲ도	**전중 열상** 뜨거운 기름 등으로 인한 화상, 화재나 폭발로 인한 화상	• 피부가 창백해진다 • 뾰족한 바늘 등으로 찔러도 통증을 느끼지 못한다	케로이드 치료나 피부이식의 필요가 있음

우선, 환자의 손바닥을 기준으로 환부의 면적을 파악한다
그 후, 화상의 깊이를 확인하여 중증 여부를 판단한다

화상 면적 '아홉의 법칙 '과 '다섯의 법칙 '

손바닥을 인체 표면적의 1%라고 간주하면 신체 각 부위의 면적 비율은 아래 그림과 같다. 성인은 9배수, 어린이는 5배수로 나타낸다. 이를 기준으로 화상 면적을 판단할 수 있다.

아홉의 법칙 (성인)

팔과 머리는 앞 뒤 면적을 포함하여 각 기 9로 나타낸다.

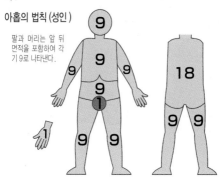

다섯의 법칙 (어린이)

팔과 다리, 머리는 앞, 뒤 면적을 포함하여 각기 10, 15, 20으로 나타낸다

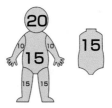

저온 화상 주의 !

난로, 주머니 난로, 히터 등, 비교적 온도가 낮은 것이라도 장시간 같은 부위에 닿거나 노출되면 '저온 화상 '을 입을 수 있다. 오랜 시간 동안 신체의 깊은 부분까지 열이 전달되기 때문에 심각한 증상을 일으킬 수 있으므로 주의가 필요하다.

화상 응급처치 ①

기본적 화상 응급 처치

1 가능한한 신속히 물로 식힌다

손발 화상은 가능한한 신속히 깨끗한 물(수돗물)로 식힌다. 통증과 열을 느끼지 않을 때까지 흐르는 물에 직접 환부를 식히거나 물을 틀어 놓고 세면기 등에 환부를 담근다.

옷을 입은 채로 물로 식힌다

3분 가량 식힌 후, 1분간 휴식을 반복하여 15분 이상 식힌다

NO! 심한 물집이 생긴 경우에는 환부에 직접 물을 끼얹지 않는다

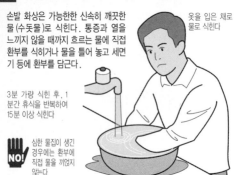

2 환부를 가제 등으로 가볍게 덮는다

환부를 장시간 공기에 접촉되지 않도록, 통증이 진정되면 화상을 입은 부분을 가제로 가볍게 덮어 감싼다 (여러 손가락에 동시에 화상을 입은 경우에는 손가락 하나씩 따로 감싼다).

NO! 연고 등을 바르지 않는다

빨래집게나 접착테이프로 가볍게 고정시킨다

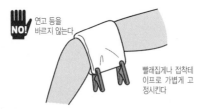

⚠️ **옷과 피부가 들러붙어 있다면 벗기지 않는다**

붙어있는 부분만 남기고 잘라내거나 그 외 부분만 풀어 헤쳐도 된다

물로 15분 이상 식힌다. 식은 후엔 가제로 감싸 병원으로 이송한다. 연고 등 약을 바르지 않는다

화상 응급 처치 시 주의점

물집 (수포)를 터트리지 않을 것
물집이 터진 경우에는 약을 바르지 말고 물집에서 나온 액체만 흘려 버린 후, 떼어진 물집 표면을 환부에 붙인 채로 병원으로 향한다

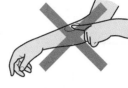

민간요법은 피할 것
화상에 식용유나 된장, 알로에, 징크유 등은 절대로 바르지 않을 것. 화농이 생기거나 상처가 남을 우려가 있다.

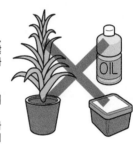

안면 화상은 전문의에게 맡길 것
안면이 열에 노출되어 코털이나 눈썹이 타거나 목 안이 빨갛게 되었다면 기도열상의 가능성이 있으므로 신속히 병원으로 향할 것

어린이 화상

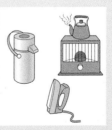

- 커피 포트나 다리미, 주전자 등을 어린이의 손에 닿는 곳에 두지 말 것
- 어린이는 체면적이 작으므로 적은 화상에도 중증을 일으키는 경우가 있다
- 유, 소아 화상의 경우 상태가 급변할 수 있으므로 항시 지켜보고 있을 것

화상 응급처치 ②

▌광범위 화상 응급 처치

1 화상 판단하기 → 56페이지

2 119에 신고하기

체면적 20%(어린이나 고령자는 10%)이상의 화상을 입었을 경우, 생명의 위험을 초래할 수 있다. 신속히 119에 신고할 것

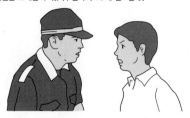

3 물로 식힐 것

화상 부위에 호스나 양동이, 샤워기 등으로 물을 끼얹는다. 욕조에 남은 식은 물에 잠기게 해도 된다

옷 위로 화상을 입은 경우
에는 옷을 입힌 채로 물을
끼얹는다

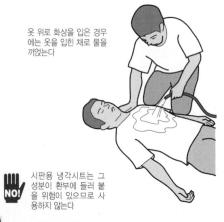

NO! 시판용 냉각시트는 그
성분이 환부에 들러 붙
을 위험이 있으므로 사
용하지 않는다

광범위한 중증 화상은 곧바로 물로 식히고
젖은 천으로 덮어 병원으로 옮긴다

4 적신 시트로 환부를 덮을 것

① 통증이 시작되면 피부와 붙어있지 않은 경우에만 조심히
옷을 벗긴다. 가위로 잘라도 좋다
② 냉수로 적신 시트나 천으로 환부를 감싼다
③ 몸 전체를 담요 등으로 보온해가며 병원으로 옮긴다

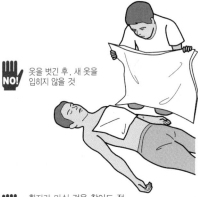

옷을 벗긴 후, 새 옷을
입히지 않을 것

환자가 마실 것을 찾아도 절
대 주지 않는다. 입술을 적
시는 정도가 적당하다.

유, 소아의 경우

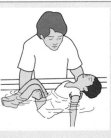

● 추운 시기가 아니라면
어린이 등은 욕조에 담
긴 물(식은 물)에 전신
을 담가도 된다
● 냉각 중에 오한을 일으
키면 즉시 중단한다
● 장시간 냉각할 필요는
없다
● 가능한한 신속히 병원으로 옮긴다

화상 응급처치 ③

약품에 의한 화상

화학약품에 의한 화상을 「화학 열상」이라 부른다. 눈에 들어갔을 때나 냄새를 들이킨 경우, 입에 넣은 경우는 특히 주의가 필요하다

화학 열상의 원인과 증상

원인
원인이 되는 화학물질은 다종다양하며 공장이나 실험실에서 일어나는 사고 외에도 가정에서 화학약품(소독제, 표백제, 세정제, 녹 제거제 등)의 잘못된 사용에 의한 사고도 많다.

증상
원인물질의 종류, 농도, 온도, 접촉시간에 따라 다르다.
빨개지거나 물집이 생기는 등, 열에 의한 화상의 증상과 거의 같다. 하지만 시간이 경과함에 따라 약품의 영향으로 피부 깊은 곳으로 화상이 진행될 수 있다

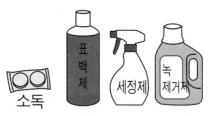

⚠ 분말 상태의 약품은 절대 물로 씻지 말 것

생석탄이나 마그네슘 등, 분말상태의 약품 중에는 물로 씻으면 더욱 열이 발생하는 것도 있다. 이러한 분말 약품이 신체에 묻어있을 경우, 약품을 털어 내고 즉시 병원으로 옮긴다

액체 약품으로 인한 화상의 경우, 물로 씻어 낸 후 병원으로 옮길 것. 분말 약품의 경우 물로 씻어내지 말고 병원으로 옮길 것

약품에 의한 화상 처치

➡ 몸에 묻은 경우

● 액체 약품의 경우는 많은 물로 깨끗이 씻어 낼 것
● 옷에 묻은 경우에는 곧바로 옷을 벗을 것
● 증상이 심한 경우에는 깨끗한 가제로 덮고 병원로 갈 것

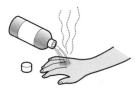
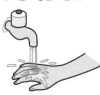

➡ 눈에 들어간 경우

절대로 비비지 말 것. 화상을 입은 눈을 아래로 향하게 하여 수돗물로 헹구어 내고 병원으로 이동한다.

반대측의 눈은 반드시 감는다

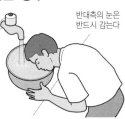

➡ 입에 들어간 경우

● 충분히 물로 헹구어 내고 병원으로 이동할 것
● 약품에 따라서 대처법이 다르므로 반드시 의사에게 입에 들어간 약품이 무엇인지 전할 것

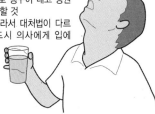

건 강 카 드

이 름

자택 주소

전화 번호

긴급 연락처 ①

긴급 연락처 ②

혈액형   생년월일
RH

현재 앓고 있는 지병

복용약

통원중인 의료기관

전화 번호

알레르기

건강카드를 항상 휴대 합시다.

내 건강 상태를
기입한 건강카드를
지니고 다니면
의식불명 등의
긴급 상황에서
아주 유효하게
사용할 수
있습니다.

기입한 건강카드를
복사하여 지갑에
넣어 두는 것을
추천합니다.

-------------- 절 취 선 --------------

건 강 카 드

이 름

자택 주소

전화 번호

긴급 연락처①

긴급 연락처 ②

혈액형   생년월일
RH

현재 앓고 있는 지병

복용약

통원중인 의료기관

전화 번호

알레르기

건강카드를 항상 휴대 합시다.

내 건강 상태를
기입한 건강카드를
지니고 다니면
의식불명 등의
긴급 상황에서
아주 유효하게
사용할 수
있습니다.

기입한 건강카드를
복사하여 지갑에
넣어 두는 것을
추천합니다.

제2장
질병·부상

주요 항목

가슴 통증

▌가슴 통증의 증상과 대처

가슴 통증을 느끼는 경우, 심장이나 폐, 동맥 이상의 가능성이 있으므로 신속히 대처해야 한다. 늑골 골절도 내장에 부상을 입힐 위험이 있으므로 마찬가지로 신속한 대처가 필요하다. 서둘러 의사의 진찰을 받을 필요가 있다.

구급차를 부를 필요가 있는 증상
- 압박감, 식은땀, 호흡곤란, 극심한 가슴 통증이 15분 이상 지속될 경우
- 가슴이나 등의 심한 통증, 고혈압이 동반되는 경우

안정을 찾은 후에 병원으로 옮길 필요가 있는 증상
- 10분 정도 경과 후에 통증이 가라앉는 경우
  (약을 가지고 있을 경우에는 복용한다.)
- 숨이 차거나 호흡곤란일 경우

의사의 상담이 필요한 증상
- 기침이나 심호흡시 가슴통증, 호흡곤란 일으킬 때
- 바늘로 찌르는 듯한 통증, 통증부위와 상황이 일정하지 않을 때
- 표면이 따끔거릴 때, 한쪽 늑골을 따라 통증이 있을 때

가슴 통증 처치시 주의점
- 진단이 끝날 때까지 가슴을 따뜻하게 하거나 차갑게 하지 않을 것
- 통증이 나을 때 까지 목소리를 내지 않을 것

어린이 가슴 통증
- 호흡이나 몸을 움직일 때마다 통증을 호소할 때
- 다량의 진황색 가래가 나올 때
- 기침을 하고 열이 있을 때

상기 증상의 경우, 시급히 가까운 소아과에 옮겨야 한다. 그 외 증상은 안정을 취하게 하고 곧바로 담당의사에게 연락한다. 통증이 지속되는 시간, 통증 부위, 호흡, 피부색, 맥박, 열 등을 관찰하여 의사에게 알려야 한다.

가슴통증은 위험한 증상이다. 극심한 통증을 호소하는 경우 등은 최대한 빨리 병원으로 가야 한다

▌극심한 가슴 통증 시의 처치법

1 옷을 느슨하게 푸르고 편한 자세를 취하게 한다

앉은 자세나 회복 자세 등, 환자 본인이 가장 편한 자세로 안정을 취하게 한다

➡ 회복자세 (85페이지)

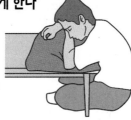

호흡이 곤란할 경우에는 상체를 일으킬 것

이불에 등을 기대는 자세 등
(반은 앉은 자세)

환자가 오한을 느끼는 경우는 담요 등으로 보온한다.

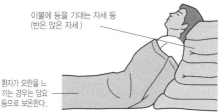

2 의식이 없으면 기도를 확보하여 구명처치를 실시할 것

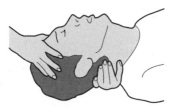

➡ 기도확보 (28페이지)
호흡에 주의하고 만약 호흡이 멈추면
➡ 인공호흡 (32페이지)

두 통

위험한 종류의 두통

두통은 정말 많은 원인으로부터 발생한다. 신속히 대처해야 할 종류는 생명과도 관련된 뇌의 질병에 의한 두통과 실명의 염려가 있는 녹내장의 경우. 다음과 같은 두통은 위험성이 있으므로 재빠른 대응을 취하여야 한다.

- 갑작스러운 극심한 두통
- 점점 심해지는 두통
- 매스꺼움이나 구토, 어지러움, 경련, 마비, 의식장애, 감각장애, 고열을 동반하는 경우
- 시력저하, 눈동자가 탁해지는 증상을 동반하는 경우
- 머리를 세게 부딪힌 후 지속되는 두통
- 고열, 목 뒤가 경직되는 증상

두통의 증상과 대처법

다음과 같은 두통은 주의해야 한다

구급차를 부를 필요가 있는 증상
- 어지러움, 매스꺼움이나 구토를 호소, 경련을 일으키는 경우, 혀가 마음대로 움직이지 않는 경우
- 급작스러운 심한 두통, 편마비(片麻痹), 실어증, 감각 이상 등
- 점점 심해지는 두통, 손발의 마비나 치매증세의 증상을 보이는 경우
- 머리를 심하게 부딪힌 경우

병원에 갈 필요가 있는 증상
- 심한 두통, 매스꺼움이나 구토, 인식장애, 시력장애, 손발의 경련

의사의 상담이 필요한 증상
- 두통이 지속될 경우, 매스꺼움이나 구토, 결막 충혈, 눈동자가 탁한 경우, 동공 확대, 시력 저하
- 점점 심해지는 두통, 매스꺼움이나 구토
- 반복되는 두통, 일정 패턴으로 반복되는 두통

뇌출혈·뇌경색 처치법

갑자기 심한 두통을 호소하며 쓰러지거나 의식을 잃은 경우, 뇌출혈이나 뇌경색의 우려가 있다. 긴급을 요하는 경우가 많기 때문에 처치를 서둘러야 한다. 뇌경색의 경우, 손발 저림 등의 전조현상도 보일 수 있다.

1 안전하게 눕힐 수 있는 장소로 옮긴다

몸은 일직선으로 곧게 눕힌 상태로 되도록 많은 사람이 옮기도록 한다

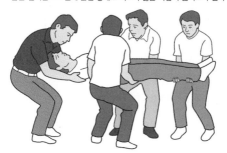

두통

2 의식상태 확인하여 회복자세를 취하게 한다

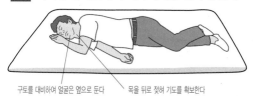

구토를 대비하여 얼굴은 옆으로 둔다   목을 뒤로 젖혀 기도를 확보한다

3 담당의사에게 전화하거나 구급차를 부른다

복 통

위험한 종류의 복통

위험하지 않을 거라 여겨지는 복통이라도 아마추어적인 판단은 금하며
상태를 관찰하고 의사의 판단을 기다리며 대처해야 한다. 다음과 같은
경우는 신속히 구급차를 불러야 한다

- ●통증 호소하며 데굴구르거나 몸을 새우등처럼 굽히며 고통스러워 할 경우
- ●돌연, 극심한 복통이 10분 이상 지속되는 경우
- ●매스꺼움이나 구토, 복부 팽만, 변이나 가스가 나오지 않는 경우
- ●윗배에 심한 통증, 오한, 떨림, 고열, 매스꺼움, 구토 황달이 있을 경우
- ●심한 복통, 매스꺼움, 하혈, 쇼크증상의 경우
- ●통증이 있다가 나아지는 복통, 식은 땀, 매스꺼움, 혈뇨가 있는 경우
- ●이전부터 있던 복통이 점점 심해지고 계속될 때
- ●고등어 초절임, 오징어 회 등을 먹은 후에 윗배에 통증 있는 경우
- ●임신 중 심한 복통, 매스꺼움이나 구토

복통의 증상과 대처

다음과 같은 복통은 주의해야 한다.

구급차를 부를 필요가 있는 증상
- ●심한 통증, 몸을 움직일 수 없을 정도의 통증, 저절로 나아지지 않는
  통증
- ●간혹 윗배에 아주 심한 통증이 찾아 올 때

병원으로 옮길 필요가 있는 증상
- ●심한 통증이 갑자기 찾아올 때. 통증으로 인해 데굴데굴 구르기도 하
  나 잠시 후 저절로 나아지는 경우. 통증이 반복되는 경우
- ●감기 증상을 동반한 윗배 통증 등

 복통의 원인이 다른 장기에서 비롯되는 경우도 있다

복통의 경우, 몸 바깥쪽과는 달리 통증이 있는 부분만 환부라고 치
부할 수 없다. 환부와 떨어진 부위의 장기이상으로 인해 그와는 다른
위치에서 통증이 일어 날 수도 있다. 복부 통증의 경우에는 의사의
진단을 받아야 한다.

복통 시의 처치

1 통증이 적은 자세로 눕힌다

천장을 바라보고 눕거나 통증이 있을 경우에는 옆으로 누워도 된다

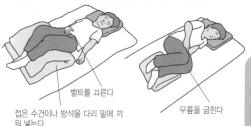

벨트를 끄른다

접은 수건이나 방석을 다리 밑에 끼워 넣는다

무릎을 굽힌다

복통

수술이 필요한 경우도 있으므로 음식물은 절대 주지 않을 것. 어쩔 수 없는 경우에는 물로 입술을 적실 정도여야 한다.

2 위험한 복통의 경우에는 한시라도 빨리 병원으로 갈 것

통증 시작과 지속시간, 매스꺼움이나 설사 등의 증상을
의사에게 전할 것

어린이의 복통

통증을 표현할 수 없는 어린이의 경우, 복통을 알리는 사
인을 놓치지 말아야 한다. 다음과 같은 상태가 보이면 한
밤중이라도 병원에 찾아가야 한다

● 안색이 시퍼렇고 축 늘어진 모습
● 심하게 울며 잠이 들지 않는 경우
● 일어서려 하지 않고 걸으려 하지 않는 경우
● 몸을 새우처럼 굽히고 자는 경우. 몸을 꼬는 경우
● 짙은 갈색 액체를 토해 내는 경우, 끈적끈적한 상태의
  변을 본 경우

호흡 곤란

위험 상황인 호흡곤란

아래와 같은 호흡상태의 경우, 시급히 병원 응급실로 옮겨야 한다
- 숨을 뱉는 시간은 짧고 마실 때에는 천천히 크고 깊게 들이마시는 경우 (당뇨병, 요독증 등을 의심할 수 있다.)
  - 일시 호흡정지를 일으키거나 호흡의 깊이나 수가 변화하는 경우
  - 가쁜 호흡이 10~30초 가량 정지하고 또다시 가쁜 호흡이 시작되는 경우

호흡곤란의 증상과 대처

다음 증상을 동반하는 호흡곤란은 주의해야 한다

구급차를 부를 필요가 있는 증상
- 심한 가슴 통증, 식은 땀, 매스꺼움
- 쌕쌕하는 소리가 나며 심한 기침, 쉰 목소리가 나는 경우. 목에 이물질이 있으나 빼낼 수 없을 때
- 복어를 먹은 후 입술, 혀, 손가락의 저림, 매스꺼움이나 구토를 일으킬 때 (복어 독)
- 복통, 설사를 동시에 일으킬 때. 혀가 꼬이고, 매스꺼움이나 구토를 일으킬 때 (식중독)

병원에 데리고 갈 필요가 있는 증상
- 발열, 가슴통증을 동반 할 때
- 맥박이 빠르고 흉부의 불쾌감, 혈액 섞인 가래가 나오는 경우
- 극심한 가슴 통증
- 쌕쌕 거리며 기침할 경우

의사의 상담이 필요한 증상
- 한쪽 가슴만 통증이 있을 때
- 운동 후, 이른 아침이나 안정기에 일어나는 가슴 통증

 갑작스러운 고통을 동반하는 과환기증후군

증상
발작적으로 호흡이 얕고 가쁜 경우, 어지러움,
손가락 저림, 가끔 실신하는 경우도 있음
응급 처치
비닐이나 종이 가방으로 입과 코를 막고 천천히 호흡시킨다
(자신이 뱉은 이산화탄소를 들이마시게 한다.)

호흡곤란을 호소하면 질병인지, 이물질이 들어가
있는지를 확인하여 처치를 취하고 병원으로 옮긴다

호흡이 고통스러울 때의 처치

1 편하게 호흡할 수 있는 자세를 취한다

옷가지를 풀고
쿠션 등을 앉고
있게 한다

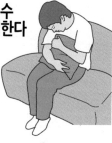

2 앞으로 밀면서 등을 쓰다듬는다

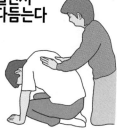

3 산소를 충분히 공급한다

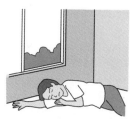

4 호흡상태가 악화되면

➡ 기도확보 (28페이지)

73

매스꺼움 · 구토

▌위험한 종류의 매스꺼움 · 구토

매스꺼움 · 구토에 아래와 같은 증상이 동반되는 경우에는 곧바로 병원으로 옮긴다
- 머리를 부딪힌 후의 구토 증상
- 호흡곤란, 의식불명을 일으키는 경우
- 헛소리를 하는 경우, 어지러움이나 경련을 일으키는 경우, 토하지는 않지만 매스꺼움이 없어지지 않는 경우
- 심한 복통이나 설사, 발열, 변 색깔 이상이나 혈변을 동반하는 경우

▌매스꺼움 구토의 증상과 대처

매스꺼움 · 구토는 많은 질병에 동반되어 일어나므로 다음과 같은 증상에도 주목해야 한다

구급차를 부를 필요가 있는 증상
- 가슴통증 · 식은 땀 · 호흡곤란
- 두통

병원에 데리고 갈 필요가 있는 증상
- 매스꺼움 · 구토가 주된 증상 일 경우
- 수술 후 복통
- 시력장애, 눈의 통증

의사의 상담이 필요한 증상
- 어지러움

나아지면 특별한 문제가 없는 증상
- 복통

 구토 응급처치 시 주의점

- 환자가 몸을 차갑게 하면 기분이 좋아지는 경우는 위 부분을 얼음주머니 등으로 차갑게 해도 된다
- 매스꺼움 억제 약은 주지 않는다
- 안정되면 조금씩, 자주 수분을 공급한다.(음식물로 인해 매스꺼움을 일으키는 경우에는 공급하지 않는다)
- (구토물에 의한 2차감염에 주의할 것)

구토의 처치

1 의식이 있는 경우는 토하고 싶은 만큼 토하게 한다

토한 후에는 물 혹은 연한 식염 수로 입안을 헹구도록 한다

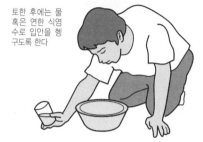

2 의식이 없을 때는 입 속을 닦아낸다

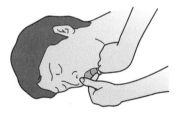

3 얼굴을 옆으로 돌려 눕힌다

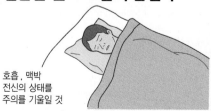

호흡, 맥박 전신의 상태를 주의를 기울일 것

매스꺼움 · 구토

75

토혈 · 각혈

토혈과 객혈의 증상

토혈은 소화기관으로부터 각혈은 호흡기관으로부터의 출혈이다. 대량 출혈 하는 경우, 쇼크를 일으키며 그 상태로 방치하면 사망에 이르는 경우도 있다. 코피나 입 속 출혈을 삼키고 이를 토한 것이다. 소량의 혈담(피가 섞인 가래)는 걱정하지 않아도 된다. 아래 증상의 경우는 조급히 대처를 취해야 한다

①토혈의 경우 (소화기관으로부터의 출혈)
　구급차를 부를 필요가 있는 증상
　● 많은 양의 붉은 피나 검은 피를 토하는 경우
　병원에 데리고 갈 필요가 있는 증상
　● 수차례 토한 후, 급작스러운 복통 · 가슴통증 후에 피를 토하는 경우
　의사의 상담이 필요한 증상
　● 거무스름한 피를 토하는 경우, 식사 후에 통증이 생기는 경우

②객혈 하는 경우 (호흡기로부터의 출혈)
　구급차를 부를 필요가 있는 증상
　● 많은 양의 각혈, 전신 권태감, 미열, 기침, 가래
　병원에 데리고 갈 필요가 있는 증상
　● 헛기침, 가래, 가슴이나 등의 통증을 동반하는 각혈
　● 한기 · 고열이 계속되며 악취가 나는 대량의 가래를 동반한 각혈
　의사의 상담이 필요한 증상
　● 만성 기침, 악취가 나는 가래, 발지(손가락 끝이 부풀어 오름)등
　● 잇몸 출혈, 피부 출혈반 (붉은 반점)을 동반하는 경우

 토혈과 각혈

토 혈
일반적으로 구토를 동반한다. 음식물 찌꺼기나 위액 (하얗고 뿌연 액체)이 섞여 있는 경우가 많다. 또한 갈색 또는 거무스름한 덩어리 상태가 많다. 하지만 대량 출혈을 일으키거나 위액과 혼합된 시간이 짧은 경우, 위의 상부나 식도로부터의 출혈 등은 선홍색을 띈다.
각 혈
대부분 기침을 동반한다. 새빨간 혈액이 거품이나 가래와 섞여 나온다. 혈액이 덩어리지지 않는다

76

피를 토하면 안정을 취하고 병원으로 옮긴다.
쇼크증상을 일으키는 경우도 있으므로 주의한다

피를 토했을 때의 처치

1 쇼크증상이 없는지 확인한다

의식, 호흡, 맥박, 얼굴색 등을 살펴본다
➡ 쇼크증상이 있으면 조치를 취한다 (83페이지)

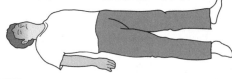

토혈 · 각혈

2 구토 후, 입안을 헹구게 한다

대량의 피를 토했을 때
토혈은 위 부분을 각혈은 흉부를 젖은 수건이나 얼음주머니로 식힌다

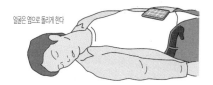

얼굴은 옆으로 돌리게 한다

3 전신을 보온하고 구급차 또는 담당 의사를 부른다

 또다시 구토하려 할 때는…

토혈의 경우, 구토물이 기관지에 들어가지 않도록, 각혈은 구토물이 기관지에서 나오기 쉽게 하는 것이 포인트이다.
토 혈
얼굴이나 몸을 옆으로 돌린다. 양이 많을 때에는 배를 깔고 엎드리게 하여 상반신을 일으켜 세우면서 토하게 한다
각 혈
바닥에 앉히고 얼굴을 낮게, 하반신을 높게 하여 토하게 한다

77

목에 이물질이 걸렸을 때

성인의 목에 이물질이 걸렸을 때

성인의 경우, 말을 할 수 없을 때에는 손으로 목을 잡거나 제스처로 목에 이물질이 걸렸음을 알리도록 한다.

1 기침하고 있다면 계속 기침을 하게 할 것

기침이 약하여 이물질을 뱉어 낼 수 없을 때

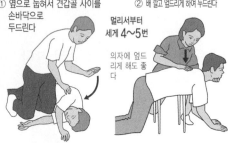

① 옆으로 눕혀서 견갑골 사이를 손바닥으로 두드린다

② 배 깔고 엎드리게 하여 두드린다

멀리서부터 세게 4~5번

의자에 엎드리게 해도 좋다

의식이 없어지면 ➡ 기도확보 (28페이지)
호흡이 멈추면 ➡ 인공호흡 (32페이지)

2 하임릭 응급법을 실시한다 ➡ 31페이지

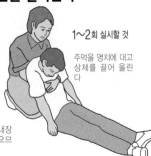

① 뒤에서부터 상반신을 안는다
② 오른쪽 주먹을 명치에 대고 감싸듯이 왼쪽 손을 겹친다
③ 흉부를 압박하면서 강하게 자신의 가슴쪽으로 끌어 올린다

1~2회 실시할 것

주먹을 명치에 대고 상체를 끌어 올린다

NO! 10세 이하에게는 내장손상의 위험이 있으므로 하지 않는다

성인의 경우, 등을 두드려도 이물질이 나오지
않는다면 하임릭 응급법을 실시할 것

█ 어린이의 목에 이물질이 걸렸을 때

유, 소아의 목에 이물질이 걸렸을 땐 아래와 같은
행동이 위험을 알리는 사인이라 할 수 있다

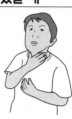

● 갑자기 달려나가서 쓰러지는 경우
● 유, 소아의 경우, 갑자기 기침을 하거나
  켁켁 하며 소리를 낸다
● 숨을 들이 마실 때 바람이 빠지는 소리가
  거나 호흡이 고통스러워 보일 때

유아 (1세 미만)
아이를 배를 깔고 엎드리게 하여
팔이나 허벅지 위로 앉고, 턱에
손을 대어 입을 벌리게 한다
머리를 가슴보다 낮게 하여 견갑
골 사이를 두드린다

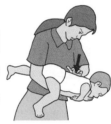

세게 통통 두드린다
4~5회

소아 (2~3세)
허리를 감싸고 머리를 가슴보다
낮게 하여 등을 두드린다

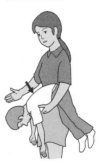

세게 통통 두드린다
4~5회

발을 잡고 거꾸로 세워
등을 손바닥으로 두드려
도 좋다

 억지로 이물질을 긁어 내지 않을 것

걸려 있는 이물질이 눈에 보일 때에는 끄집어 내도 좋으나 억지로
잡으려 하면 오히려 안으로 들어가 버리는 경우가 있다
(어린이에게 이런 방법은 절대로 금물이다)

목에 이물질이 걸렸을 때

코피 · 내출혈

코피의 증상과 대처

다음과 같은 코피 증상에는 주의할 것

병원에 갈 필요가 있는 증상
- 고혈압으로 인해 코피가 나오는 경우
- 원인 불명

출혈이 멈추면 문제 없는 증상
- 코를 파서 생긴 점막의 상처로 인한 코피
- 코의 타박상으로 인한 코피
- 월경으로 인한 코피 (대상성비출혈)

내출혈의 증상과 대처

다음과 같은 내출혈은 주의할 것

바로 병원에 갈 필요가 있는 증상
- 강한 충격을 입은 후 귀 등으로부터 출혈의 경우
- 특별히 원인 없이 귀 등으로부터 출혈의 경우
- 외부로의 출혈은 없으나 얼굴색이 창백하거나 혹은 맥박과 호흡이 가파른 경우
- 외부로의 출혈은 없으나 전신이 축 처져 있는 경우
- 외부로의 출혈은 없으나 부어 있는 곳이 있는 경우

피부가 파랗게 되는 현상은 피하출혈

타박상 등을 입은 후에 피부가 파란색에서 자주색으로 변하는 것은 내출혈 중에서도 가장 피부와 가까운 곳에서 발생하는 피하출혈이다. 환부를 안정시키면 1~2일 내로 멈추나 아래와 같은 사람은 대량 출혈의 가능성이 있으므로 필히 주의한다.
- 고령자
- 혈우병 환자
- 혈액을 부드럽게 하는 약을 복용중인 사람
  (뇌경색, 심장질환, 혈관이나 심장 수술 후 등)

➡ 타박상 (118페이지)

코피가 나오며 의식이 없다면 위험한 상태이다.
급히 병원으로 찾아 갈 것

코피의 처치

1 코끝을 잡아 압박한다

코 안쪽을
향하여
압박한다

턱을 끌어
당긴다

2 차가운 수건이나 얼음주머니로 코를 차갑게 한다

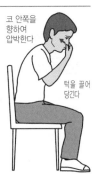

머리를 뒤로 젖히거나 목 뒤를 두
드리지 않을 것 (매스꺼움이나 구
토를 유발한다.)

의자 등에 앉는다

3 압박으로도 멈추지 않는 경우엔 가제를 꼽는다

가제를
딱딱하게 만다

탈지면이나 티슈 등은 섬
유가 점막에 붙을 수 있으
므로 사용하지 않을 것

끝부분은 코 구멍으
로부터 빼 둔다

내출혈의 처치

1 전신 상태를 체크할 것

의식, 호흡, 맥박,
얼굴색 등을 확인할 것

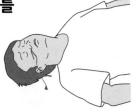

2 한시라도 빨리 병원으로 옮길 것

코피 · 내출혈

쇼크 증상

쇼크 증상의 판단

쇼크란, 외상이나 출혈, 척추 손상 등에 의해 내장의 끝까지 혈액이 돌지 않게 되어 여러 이상 증상을 일으키는 급성 증상을 뜻한다.

1 얼굴을 확인할 것

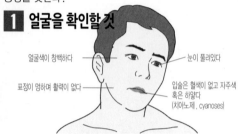

얼굴색이 창백하다

눈이 풀려있다

표정이 멍하며 활력이 없다

입술은 혈색이 없고 자주색 혹은 하얗다 (치아노제, cyanoses)

2 전신 상태를 확인할 것

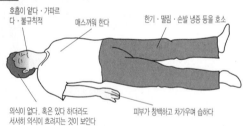

호흡이 얕다·가파르다·불규칙적

매스꺼워 한다

한기·떨림·손발 냉증 등을 호소

의식이 없다. 혹은 있다 하더라도 서서히 의식이 흐려지는 것이 보인다

피부가 창백하고 차가우며 습하다

  쇼크 증상 주의점

- 머리나 흉부출혈이나 통증, 호흡곤란 등이 있을 시에는 발을 치켜 올리지 않을 것
- 가슴의 답답함, 호흡곤란, 심부전이 의심되는 경우에는 앉아 있게 한다
- 물을 마시고 싶다 해도 주지 않는다. 어쩔 수 없는 경우에는 입술을 물로 적시는 정도가 좋다.

> 표정, 눈, 입술, 호흡, 맥박을 확인할 것. 외상이나 정신적 요인, 약물 복용 등이 원인이다

쇼크 증상의 처치

1 의식과 호흡과 맥박을 확인할 것

혼수상태, 실신의 경우에는 ➡ 회복자세(85페이지)
호흡이 멈췄을 때에는 ➡ 인공호흡(32페이지)
맥박이 멈췄을 때에는 ➡ 심폐소생술(22페이지)

2 응급처치시 천장을 바라보도록 눕힐 것

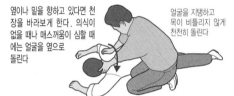

옆이나 밑을 향하고 있다면 천장을 바라보게 한다. 의식이 없을 때나 매스꺼움이 심할 때에는 얼굴을 옆으로 돌린다

얼굴을 지탱하고 목이 비틀리지 않게 천천히 돌린다

3 옷을 풀고 보온할 것

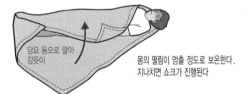

담요 등으로 말아 감듯이

몸의 떨림이 멈출 정도로 보온한다. 지나치면 쇼크가 진행된다

4 발을 높게 하여 눕힌다

골절이 없을 때에는 발을 높게 하여 천장을 바라보도록 눕힌다

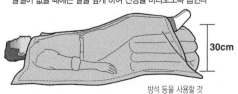

30cm

방석 등을 사용할 것

혼수상태 · 실신

혼수상태 · 실신의 판단

혼수란, 의식이 없고 전신에 힘이 빠져 외부로부터의 자극에 전혀 반응하지 않는 상태를 뜻한다. 단시간에 혼수상태에서 정상상태로 돌아오는 것을 실신이라 한다. 뇌의 기능장애가 원인인 경우가 많으며 신속한 처치가 필요하므로 119에 신고할 것.

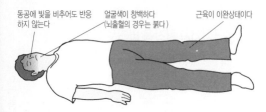

동공에 빛을 비추어도 반응하지 않는다

얼굴색이 창백하다 (뇌출혈의 경우는 붉다)

근육이 이완상태이다

혼수상태 · 실신의 증상과 대처

구급차를 부를 필요가 있는 증상
- 매스꺼움, 두통, 코골이, 얼굴의 홍조가 보이는 경우
- 당뇨치료중인 환자의 안면이 창백한 경우, 식은 땀, 동계(심한 가슴 두근거림)의 전조현상이 보일 때(당분을 보급하여 의식이 없어진다면 병원으로 이송)
- 안면홍조, 깊고 큰 호흡, 난내(당뇨병성 혼수. 신속히 병원으로 옮겨 인슐린주사와 수분 공급을 해야 한다)
- 피부가 창백하며 붓기, 암모니아 냄새가 나는 호흡, 인공 투석 중인 환자의 경우(심부전. 의사의 처치가 필요하다)

의사의 상담이 필요한 증상
- 수분간의 통증, 발한, 매스꺼움, 어지러움
- 15분 이상 계속되는 앞가슴 부분의 심한 통증, 식은 땀, 매스꺼움 · 구토, 호흡곤란
- 황달, 거미혈관종, 깊은 호흡, 곰팡이와 비슷한 구취 (간성혼수. 담당의사에게 연락하여 즉시 입원시킬 것)

안정을 취한 다음 병원에 데리고 갈 필요가 있는 증상
- 전조현상 없는 돌발적 실신
- 손발이 당기거나 경련 후 혼수상태를 일으키는 경우

의식이 없어지면 우선 구급차를 부를 것. 그리고 회복자세를 취하게 하여 안정을 찾도록 할 것

회복자세를 취하는 법

1 구급차를 부를 것

한 명일 경우에는 우선 119에 신고하여 구급차를 기다린다.
→ 구급차 부르는 법 (18페이지)

2 안전한 장소인지를 확인할 것

길 위나 재해현장 등 위험한 장소의 경우에만 환자와 구조자를 보호하기 위해 재빨리 안전한 장소로 이동할 것.

- 환자의 몸을 구부리거나 비틀지 않는다
- 상처가 있을 때에는 환부를 직접 만지지 않는다
- 압박이나 자극을 주지 않도록 환자에게 편한 자세로 차분히 옮긴다

3 회복자세 (혼수상태자세)를 취할 것

혀가 목 안쪽으로 들어가거나 구토물이 목에 걸리는 것을 방지하여 호흡이 쉬워진다

의식이 없으며 호흡은 있는 경우

턱을 올려 기도를 확보한다 → 28페이지

무릎 윗부분을 약 90도로 구부린다

90°

얼굴을 옆으로 돌리고 몸 윗부분 팔 팔꿈치를 구부려 얼굴을 손 위에 올려놓는다. 얼굴의 방향은 좌우 상관없다.

의식이 없고 호흡곤란일 때   → 기도확보 (28페이지)

몸이 수평이 되지 않도록 큰 물건에   → 인공호흡 (32페이지)
걸쳐 있게 한다.

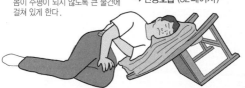

빈 혈

빈혈의 증상과 대처법

현기증이나 어지러움 등은, 정확히 말하면 빈혈이 아니다. 빈혈은 천천히 증상이 진행되며 원인이 되는 질병을 판단하는 것은 어렵다. 빈혈의 여러 가지 증상이 보여진다면 되도록 빨리 의사의 진찰을 받아야 한다.

빈혈의 증상
- 몸이 나른하다. 쉽게 피곤해진다
- 추위를 쉽게 느낀다
- 가벼운 운동으로도 심하게 심장 두근거리거나 숨이 찬다
- 머리가 무겁거나 현기증이 일어난다
- 피부나 점막의 핏빛이 없어진다
- 발이 붓고 현기증이 난다. 손톱모양이 스푼처럼 된 경우 등

※중증 빈혈이라도 증상이 나타나지 않는 경우도 있으므로 주의할 것

중증 빈혈을 동반하는 질병
- 재생불량성 빈혈
  = 수혈을 필요로 하는 경우도 있음
- 용혈성 빈혈
  = 가벼운 황달을 동반하는 경우도 있음
- 골수이형성 증후군
  = 치료가 어렵다. 급성 백혈병으로 이행되는 경우도 있다
- 이상헤모글로빈
  = 원인이나 증상에 따라서는 생명에 위험도 있음

빈혈의 원인

- 체내 철분 부족→철분결핍성빈혈
- 비타민 B12나 엽산 부족→거대아구성빈혈
- 마크로퍼지(대형백혈구)가 적혈구를 파괴하는 경우→용혈성빈혈
- 골수 움직임의 이상→재생불량성빈혈
- 유전자 이상→이상헤모글로빈
- 혈구의 양이나 질의 이상→골수이형성증후군
  (원인은 밝혀지지 않음)
- 그 밖의 질병이 원인인 경우→2차성 빈혈(연발성빈혈)

일반적으로는 안정을 취하고 몇 분 후에는 회복한다. 의식 회복이 어려울 시에는 병원을 찾아 갈 것.

빈혈로 쓰러진 경우의 조치

빈혈은 서서히 진행되기 때문에 갑자기 쓰러지는 경우는 적다. 어지러움증으로 쓰러져도 그것 만으로 원인은 알 수 없다. 큰 병이나 증상이 아니더라도 빈혈이 의심되면 의사의 진단을 받아야 한다.

1 옷을 느슨하게 풀고 머리를 낮게 하여 눕힌다

2 몸을 떨고 있는 경우에는 담요 등으로 보온한다

실내를 환기할 것

3 의식이 돌아오면 따뜻한 음료를 마시게 한다

일반적으로는 수분 내로 회복한다. 의식이 회복되지 않을 때나 다른 이상이 있을 시에는 구급차를 부를 것

뇌빈혈은 빈혈이 아니다

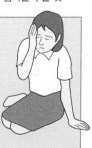

목욕 후나 회사나 학교의 아침 조례 때 쓰러지는 것을 빈혈이라 하는 사람이 있는데 이는 뇌빈혈이나 기립성 저혈압이다.
뇌빈혈
뇌의 혈류가 일시적으로 줄어드는 현상. 증상으로는 식은땀이나 눈 앞이 캄캄해지거나 실신을 하는 경우가 있다.
기립성저혈압
갑자기 일어서거나 오랜 시간 서 있을 때 어지러움이나 현기증, 간혹 실신을 일으킨다. 누워서 휴식을 취하면 수 분 내로 혈압이 정상 수치로 돌아온다.

빈혈

발 열

이런 발열증상의 경우엔 곧바로 병원으로 찾아갈 것

큰 병이나 합병증의 우려
의식장애, 호흡곤란, 심한 두통, 전신 경련, 가정용 혈압계
로 측정할 수 없는 저혈압, 출혈증상(하혈, 급성 출혈반점,
코피가 멈추지 않는 등)이 동시에 발생하는 경우
➡ 곧바로 병원으로 찾아 갈 것.

심각한 감염증의 우려
갑자기 고열이 발생하거나 한기, 전율을 동반한다. 열이 41도
를 넘는 경우, 고열이 계속되는 경우
➡ 되도록 빨리 병원에 찾아 갈 것.

신속한 조치가 필요한 어린이 발열

- 생후 3개월 이내의 유아
- 얼굴색이 창백한 경우
- 몸에 힘이 없고 꼬집어도 반응이 없을 때
- 의식이 몽롱한 상태
- 수차례 심한 구토를 하며 고통스러워 할 때

긴급을 요하지 않는 발열 증상과 그 밖의 원인

	그 밖의 증상	원 인
고열	한기, 두통, 기침, 재채기, 코막힘	감 기
	감기증상에 더하여 전신이 나른하고, 두통, 근육통, 위장증상, 관절통 등	독감(인플루엔자)
	감기증상 후, 한번은 열이 내려가는 것처럼 보이다가 다시 올라 발진을 동반하는 경우	홍역
	발열과 더불어 작고 빨간 발진증상, 귀 뒷편 임파선이 붓는 등	풍진
	갑작스런 귀의 심한 통증, 일시적 청각장애, 귀에서 고름나오고 꽉 막힌 느낌	급성중이염
미열	가슴이나 등의 통증, 호흡곤란, 기침 옅은 미열부터 고열까지 다양함	강막염(늑막염)
	전신이 나른함, 매스꺼움, 감기증상, 피부가 노래지고 눈도 노래보이는(황달) 증상	바이러스성 간염
	기침이 장시간 계속되는 경우, 가래	기관지염
	명치 끝이나 배꼽 주변 통증 후, 통증이 우측 밑 복부로 옮겨지는 경우, 매스꺼움과 구토	충추염

발열시 (열이 오를 때)는 몸을 따뜻하게 하고,
열이 내리기 시작하면 몸과 실내를 차게 한다

발열 시 조치

1 체온과 그 밖 증상을 측정한다

- 평상시부터 평균 체온을 알아 둘 것
- 기침, 가래, 목·복부·머리 통증, 설사, 호흡상태 등

2 몸을 따뜻하게 한다 (열이 올라갔을 때)

- 실온 25도 정도로 조절한다
- 한기가 있다면 담요나 이불로 보온한다
- 따뜻한 물이나 음료를 마시게 해도 된다
- 머리를 얼음배게나 얼음주머니로 식히면 해열 효과는
  적으나 불쾌감이나 두통을 가라앉힌다

발열 증상 자체에 의미가 있는 경우도 있으므로
해열제는 과다 복용하지 않을 것

3 수분과 염분을 보급한다

과일, 주스, 2배 정도로
희석한 스포츠 드링크,
우유 등

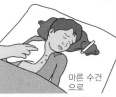

마른 수건
으로

땀을 흘리면 닦아내고 속옷이나
잠옷을 갈아 입힌다

4 몸을 식힌다 (열이 내려가기 시작한 경우)

- 실온을 내린다
  (18~20도 정도)
- 겨드랑이 밑, 허벅지와
  아랫배의 연결부위, 목
  등을 식힌다

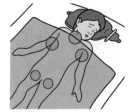

5 수분과 염분, 영양분을 섭취할 것

발열

89

경 련

경련의 증상과 대처

경련을 일으키는 원인은 다수 존재하지만 근육, 얼굴, 눈꺼풀 등 몸의 일부만 경련을 일으키는 경우는 위험한 증상은 아니다.

전신 경련을 일으키는 경우는 (전간 (간질)을 제외) 위험한 상태이다. 시급히 구급차로 병원에 이송해야 한다
- ●손발의 경직 ●눈이 돌아감 ●실금 현상

진성간질 (특발성 간질)로 인한 경련

소리를 지르고는 의식을 잃고 쓰러져서 경련을 일으키며 1분 이내로 경련이 멈추어 그 후 잠이 든다면 진성간질 (특발성 간질)의 증상일 가능성이 있다. 처음 발작을 일으켰다면 증상이 안정된 후 의사의 진단을 받아야 한다. 기존에 가지고 있던 질병이라면 담당의사에게 연락을 할 것.

경련과 증상으로부터 판단되는 원인

- ●발열, 심한 두통, 매스꺼움 · 구토, 의식장애 등 = 뇌염, 수막염
- ●머리를 세게 부딪힌 후 의식장애 = 두부외상
- ●두통, 갑작스러운 구토, 의식장애 등 = 뇌종양
- ●고혈당, 저혈당 등 = 당뇨병성 혼수
- ●쉽게 지침, 붓기, 신경통 등 다양한 증상 = 중도 신장장해에 의한 요독증
- ●맥박이 비정상적으로 느린 경우 = 아담스 스토크스 증후군
- ●손발이 차고 혈압이 저하되는 경우 = 쇼크 증상
- ●대량음주자가 갑자기 음주를 멈추거나 떨림, 망상을 보는 증상 = 알코올 중독
- ●임신중, 임신중독증 판단을 받은 경우 = 임신중독증에 의한 경련
- ●그 외 =일산화탄소중독, 약물중독, 고혈압성 뇌증, 심근경색, 저칼륨혈증 등

몸을 움직일 수 있도록 주위 위험물을 제거할
것 . 회복자세를 취하며 회복을 기다릴 것

경련 시의 조치

1 위험물을 제거

2 경련이 멈추면 옷을 느슨하게 풀고 회복 자세를 취한다

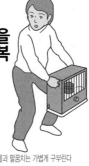

→ 회복자세 (85페이지)

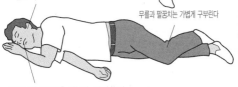

옆을 보게 한다

무릎과 팔꿈치는 가볍게 구부린다

구토하면 구토물을 닦는다. 자신의 혀
를 깨물 염려는 없기 때문에 가제를
넣을 필요는 없다.

 NO!
경련 중에는 물릴 위험이 있
으므로 입에 손가락을 넣지
않을 것

3 경련이나 호흡 상태를 관찰할 것

지속시간 , 경련이 시작된 부위, 수반증상 등을 의사에게
알릴 것

4 호흡정지 또는 얼굴이 자줏빛으로 변하면 인공호흡 실시

→ 인공호흡 (32페이지)

경련

소아 경련 (경기)

소아 경련 (경기)의 증상과 대처

소아 경련 (경기)은 성인의 경련과는 구별 짓는다. 소아의 경우 뇌의 발달이 미숙한 상태이므로 여러 가지 원인으로 인해 경련을 일으킬 수 있다. 경련을 일으키면 우선 안정을 취하게 하고 위험한 증상이 있는지 여부를 확인한다

- 눈이 돌아가는 등, 위험한 증상의 경우 → 병원으로 데리고 갈 것
- 5분 이상 지속되는 경우 → 병원으로 데리고 갈 것
- 걱정할 필요 없는 증상의 경우 → 응급처치 실시하고 경과 지켜 볼 것

증상으로부터 판단되는 소아 경련의 원인과 그 대책

- 심하게 울다가 호흡이 멈추고는 의식이 없어지는 경련
  =호흡정지발작 (분노경련, 뇌 혈류 부족현상. 수 분 내로 치유됨)
- →응급처치를 한 후 상태를 살핀다. 첫 경련일 경우 다음 날이라도 꼭 의사의 진단을 받을 것
- 방금 전까지는 정상이었는데 고열이 나서는 의식이 없어지고 경련을 일으키는 경우
  =열성 경련
- →머리에 냉습포를 붙이고 발작이 시작되면 곧바로 의사에게 찾아갈 것
- 간질 발작 → 90페이지
- 고온다습한 곳에서 의식을 잃은 후 경련을 일으킨 경우
  =열사병 → 94페이지
- 머리를 다친 후 일으키는 경련. 간혹 손발이 마비되는 경우
  =위급, 곧바로 병원으로 데리고 갈 것
- 입이 잘 벌어지지 않고 먹을 것을 잘 삼키지 못하게 된 후, 경련, 호흡곤란을 일으킬 때
  =파상풍
- →위급, 곧바로 병원으로 데리고 갈 것
- 힘이 없을 때. 고열, 의식장애, 손발 마비가 있을 때
  =뇌염
- →되도록 빨리 의사를 찾아갈 것
- 고열, 한기, 구토, 심한 두통. 가끔 경련과 의식 장애를 일으킬 때
  =수막염
- →되도록 빨리 의사를 찾아갈 것

소아 경련은, 우선 안정을 취하게 한 후 상태를 지켜
볼 것. 상태에 따라서는 병원에 데리고 가야 한다

소아 경련의 처치법

1 부딪히면 위험한 물건을 치운다

2 안정 취하게 하고 옷을 느슨하게 풀고 회복 자세를 취하게 한다 → 회복자세 (85페이지)

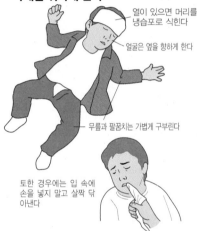

열이 있으면 머리를
냉습포로 식힌다

얼굴은 옆을 향하게 한다

무릎과 팔꿈치는 가볍게 구부린다

토한 경우에는 입 속에
손을 넣지 말고 살짝 닦
아낸다

소아 경련 (경기)

3 경련이나 호흡상태를 관찰할 것

4 필요에 따라 구급차를 부를 것

소아경련의 주의점

● 안거나 큰 소리로 이름을 부르지 않을 것
● 입 속에 가제 등을 넣을 필요는 없음
● 호흡정지발작이나 열성경련은 연령이 많아질수록 없어진다

열중증

열중증의 증상과 대처

과도한 고온 환경에서 몸의 장애가 일어나는 것을 열중증이라 한다 (직사광선 아래서 운동이나 작업 중에 일어나는 장애는 일사병이라 한다). 주로 고열, 경련, 의식이 몽롱해지는 등의 증상이 있다.

열중증에는 3가지 종류가 있다

열사병

많은 땀을 흘린 후 수분이나 염분을 섭취하지 않으면 혈액중 수분이 줄어들어 어지러움, 피로감, 매스꺼움이나 구토 등을 일으킨다. 체온이 40도를 넘어 피부가 건조되는 경우도 많다 (땀을 흘리는 경우도 있다). 급성 경련, 혼수상태에 빠지는 경우도 있다. 이는 가장 위험한 증상이다.

→ 목숨을 잃는 경우도 있으므로 한시라도 빨리 병원을 찾아갈 것

열피로

원인은 열사병과 같으나 체온이 40도 이하의 경우. 땀을 흘리고, 경련은 드무나 가벼운 의식장애가 일어난다. 고온 다습한 환경에서 마라톤을 하거나 지하에서 이뤄지는 작업, 직사광선에 노출된 자동차 안에 있는 어린아이 등에게 일어나기 쉽다.

열경련

고온 환경에서 운동이나 작업으로 과도하게 사용한 근육에 통증을 동반한 경련이 일어나는 것(발에 쥐가 나는 등). 땀이 흐르기 때문에 체온은 올라가지만 의식은 정상이다.

열사병의 처치

1 시원하고 통풍이 잘되는 장소로 옮긴다

2 적신 수건 등으로 몸을 식힌다

3 선풍기나 부채 등으로 바람을 쐬게 한다

4 의식·호흡·맥박을 측정하고 필요하면 1차 구명조치를 처한다 → 20페이지

체온이 내려가고 전율이 있을 때 → 쇼크 증상 (82페이지)
쓰러지면서 머리를 부딪혔을 경우 → 두부 부상 (110페이지)

5 구급차를 부른다

쓰러지면 옷을 느슨하게 풀고 체온이 내려가게
한다. 바람을 쐬게 하고 수분을 섭취하도록 한다

열피로·열경련의 처치

1 시원하고 통풍이 잘 되는 장소에 옮긴다

2 체온을 내려가게 한다

바람을 쐬게 한다. 실내에서는 선
풍이나 에어컨이 효과적이다

적신 수건으로
몸을 식힌다

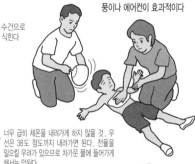

너무 급히 체온을 내려가게 하지 않을 것. 우
선은 38도 정도까지 내려가면 된다. 전율을
일으킬 우려가 있으므로 차가운 물에 들어가게
해서는 안된다.

3 의식이 있을 때는 수분을 섭취하도록 한다

스포츠 드링크나 소금이 8~10%정도 함유
된 물을 마시게 한다.

4 처치를 한 후 병원으로 데리고 간다

열중증을 방지하기 위해서는…

● 모자나 파라솔로 태양으로부터 머리를 보호한다
● 더운 날 운동이나 작업 중에는 스포츠 드링크를 조금씩 자주
  섭취한다. 틈틈히 휴식을 취한다
● 이미 지쳐있을 때는 무리하지 않는다
● 통기성이 좋은 속옷이나 셔츠를 입는다

열중증

식중독

식중독 증상과 대처

우선, 응급처치를 실시하여 필요가 생기면 구급차를 부른다. 응급처치 후, 먹다 남은 음식물, 주위 사람의 설명, 환자의 증상 등으로부터 식중독의 원인을 판단할 것. 식후 7시간이상 경과되었다면 무리하게 구토를 시킬 필요는 없다.

식중독은 원인에 따라 아래와 같이 몇 가지 종류로 구별된다.

감염형 세균성식중독
원인 위염비브리오, 살모네라균, 대장균, 칸피로백터 등
시간 식후 수 시간~2일 후
증상 복통, 매스꺼움이나 구토, 설사, 발열 등
➡ 증상이 가벼운 경우에는 회복이 된다면 특별한 문제는 없다
➡ 심한 설사나 혈변, 고열, 쇼크증상 등이 있다면 서둘러 병원으로 찾아갈 것

독소형 세균성식중독
원인 포도구균, 보츠리누스균
시간 식후 수 시간 ~2일 정도
증상 복통, 구토, 설사, 경련, 흥분하거나 난폭한 행동을 하는 등
➡ 곧 바로, 가능한 만큼 구토를 시키고 병원으로 찾아 갈 것

식물성 자연독 중독
원인 독버섯
시간 식후 1~2시간
증상 복통, 구토, 설사, 경련, 흥분하거나 난폭한 행동을 하는 등
➡ 곧 바로, 가능한 만큼 구토를 시키고 병원으로 찾아 갈 것

동물성 자연독 중독
원인 복어 독
시간 식후 30분 ~ 3시간
증상 입술이나 혀, 손가락 저림 · 마비, 매스꺼움이나 구토, 호흡곤란, 의식장애 등
➡ 목구멍을 자극하여 가능한 한 토하게 한 후 병원으로 데리고 갈 것

병원성대장균 O-157

10년 정도 전부터 장관출혈성대장균 O-157등, 독성이 강한 병원성대장균에 의한 중독이 늘어나기 시작했다. 어린이나 고령자, 지병이 있는 사람, 면역력이 저하된 사람은 중증에 걸리기 쉽다. 물 같은 설사, 배꼽 주위의 심한 통증, 혈변의 증상이 있을 때는 곧바로 진찰을 받을 것

위험한 증상이라면 즉시 구급차를 부를 것 .
먹던 음식을 병원에 가지고 갈 것

식중독의 응급처치

1 의식 , 호흡 , 맥박을 살핀다

필요하다면 1차 구명처치를 실시 ➡ 20페이지

2 환자가 여러 명일 때는 도움을 구한다

주변 사람에게 도움을 구한다
필요하다면 구급차를 부른다

3 먹은 음식물을 토하게 한다

특히 독버섯이나
복어의 경우 유효하다

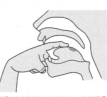

입을 벌리게 하여 손가락으로 혀 안쪽을
눌러 자극한다.
(숟가락 등으로 눌러도 좋다)

식
중
독

4 옆을 향하게 하여 눕히고 복부를 따뜻하게 한다

5 의사에게 데리고 가거나 왕진을 청한다

먹던 음식, 구토물은
버리지 않고 지참할 것

⚠ **식중독의 주의점**

● 약품 등에 의한 중독이 의심되는 경우는 토하게 하지 않는다
● 설사나 구토 후에는 탈수현상에 주의한다
물이나 미지근한 물을 마시게 한다
● 회복기에는 반나절 금식 후 , 소화가 잘 되는 것을 조금씩 먹는다

급성 알코올 중독

급성 알코올 중독의 증상

대학교 신입생 환영회 등에서 많은 양의 술을 한 번에 마시거나 술자리에서 무리하게 술을 마신 후 급성 알코올 중독을 일으킬 수 있다. 혈중 알코올농도가 급격히 상승하여 중추신경계 증상이 일어나는 것으로 생명을 잃을 수도 있다.

음주 시에는 여러 가지 병이 생길 수 있다. 심장이나 뇌의 발작이 아닌지 확인해야 한다
- 알코올 류를 단시간에 대량 섭취한 경우
- 조금 전까지 취한 증상을 나타내고 있던 경우
- 심하게 기분이 안 좋아지는 경우
- 의식이 몽롱할 경우

급성 알코올 중독은 위험하다

술을 한 번에 마시는 행동은 금물. 조금씩 천천히 마시는 경우에는 혈중 알코올 농도가 일정 이상이 되면 토하게 되고 그 이상은 마실 수 없게 되지만 단시간에 많은 양을 섭취하게 되면 급성 알코올 중독을 일으킨다

급성 알코올 중독의 처치

1 말을 걸어 의식, 호흡, 맥박을 확인한다

의식이 없으면
기도확보 → 28페이지
→ 필요시 심폐소생술
(22페이지)

의식이 확실치 않을 때는
→ 회복자세(85페이지)

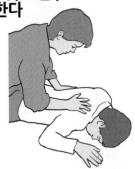

토할 수 있다면 토하게 하고 안정을 취하도록
한다. 진정되면 의사의 진찰을 받을 것

의식이 있는 경우
➡ 입고 있는 옷을 느슨하게 풀러 편한 자세로 안정을 취하도록 한다

체온이 내려갈 수도 있으
므로 추운 시기에는 보온
이 중요하다

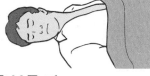

2 구급차를 부를 것

3 매스꺼워 할 때는 토하게 한다

급성 알코올 중독

혀 안쪽을 손가락으로 자극한다. 물
리지 않도록 주의할 것

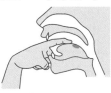

4 진정하도록 한다

난폭한 행동을 취하거나
넘어지지 않도록 조심할 것.

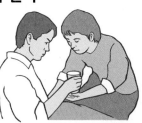

의식이 돌아오면 물이나 차
를 조금씩 마시게 한다

5 의사의 진찰을 받게 할 것

그 밖의 병이나 부상의 가능성도 있다.
병원에 데리고 가거나 왕진을 청할 것

가스 중독

가스 중독의 증상과 대처

가스 중독은 폐쇄된 공간에서 장시간 스토브를 켜 두거나 차고에서 배기가스를 마시는 등이 원인으로 일어나는 일산화탄소 중독, 도시가스나 프로판가스가 새어 나옴으로 인한 중독, 환기가 되지 않는 욕실 등에서 곰팡이 제거제와 산성세제를 섞어 발생하는 염소가스 중독 등이 있다. 모두 다 생명을 잃을 위험이 있다.

- 어지러움, 매스꺼움 · 구토, 이명현상 (초기증상)
  → 증상을 인식하면 바고 창문을 열어 환기, 혹은 밖으로 나갈 것
- 맥박 증가, 무기력감, 안면 홍조, 발한 등 (산소부족 증상)
  → 외견상은 문제가 없어 보이지만 산소 부족이다. 급히 산소를 공급해야 한다
- 손발의 마비, 경련 (생명의 위험이 있는 증상)
  → 보온하여 병원으로 옮길 것

가스 중독의 처치

1 폭발의 우려가 있는지를 확인하고 실내에 들어갈 것

도시가스의 경우
→ 자세를 낮게 한다

프로판가스의 경우
→ 선 채로 들어간다

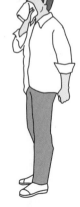

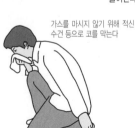

가스를 마시지 않기 위해 적신 수건 등으로 코를 막는다

우선은 환기를 실시하여 원인을 배제할 것.
안전한 장소에 이동하여 조치를 취할 것

2 신선한 공기를 통하게 한다

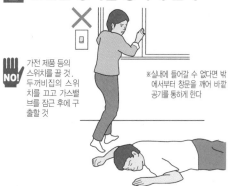

NO! 가전 제품 등의
스위치를 끌 것.
두꺼비집의 스위
치를 끄고 가스밸
브를 잠근 후에 구
출할 것

※실내에 들어갈 수 없다면 밖
에서부터 창문을 깨어 바깥
공기를 통하게 한다

3 119에 신고할 것

4 안전한 장소로 옮길 것

옷을 느슨하게 풀고 통풍이 잘 되는 장소로 옮긴다.

5 의식, 호흡, 맥박 확인할 것

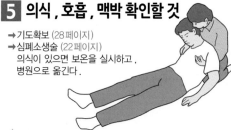

→기도확보 (28페이지)
→심폐소생술 (22페이지)
의식이 있으면 보온을 실시하고,
병원으로 옮긴다.

 처치 후에는

자살미수의 가능성이 보일 때에는 방을 정리하지 말
고 경찰에 연락한다

101

산소 결핍

산소 농도와 산소 결핍의 증상

격한 운동이나 호흡곤란으로 일어나는 산소 결핍 증상에
대해서는 일반적으로는 호흡상태가 개선된다면 자연스레
해소되는 문제이나, 외적 요인에 의한 산소 결핍은 생명의
위기와 직결되는 경우가 있으므로 위험하다.

일반적으로 대기중의 산소 농도는 21%로, 18%까지는 안전하
나 그 이하의 경우에는 신체에 이상을 불러일으킨다. 16% 이
하로 떨어지면 거꾸로 혈액 속에서 공기중으로 산소가 반출되
는 현상이 일어나서 한 번의 호흡으로 급격히 심각한 산소 결
핍증상을 일으키는 경우도 있으므로 주의가 필요하다.

	산소 농도	증 상
1	16~18%	두통, 이명, 빈맥, 호흡수 증가 탈력감
2	14~10%	호흡곤란, 판단력 저하, 설 수 없는 상태
3	10% 이하	의식은 있지만 움직이지 못하는 상태, 경련, 치아노제 (온몸이 검은 자색으로 변함)
4	6~8%	실신, 8분 이내 사망함

산소결핍 사고가 일어나기 쉬운 장소

이런 장소에서 사람이 쓰러져있다면 무방비 상태로 들어가
면 안된다.
- 지하실, 오래된 우물 안, 웅덩이 등의 저지대
  (이산화탄소는 낮은 지대로 몰린다.)
- 탱크 내부 (밀폐공간)
- 온천이나 화산 주변 (메탄가스 등이 발생한다.)
- 맨홀 내부, 야채저장고, 고철강창고 (산소가 소비되는 장소)
- 지하공사현장 등

산소결핍 사고의 처치

1 우선, 주위에 도움을 청하고 119에 신고할 것

산소 결핍 사고로 예상되는 상황을 접하면 우선 도움을 청할 것

요구조자가 움직이지 않을 때
- 2차 피해의 위험이 있으므로 무방비 상태로 다가가지 않는다
- 구조 시에는 장비가 필요하다. 장비가 없다면 다가가지 말고 구조를 기다릴 것

요구조자가 탈출에 성공했을 때
- 통풍이 잘 되는 곳으로 옮긴다
- 상태를 확인한다
  발열·구토
  ➡ 몸을 식힌다
  의식이 없을 경우
  ➡ 이름을 부르고 볼을 두드린다
  호흡이 없을 때
  ➡ 기도확보 및 인공호흡
  　(28페이지, 32페이지)
  맥박이 없을 때
  ➡ 심장 마사지 (36페이지)

2 의식있더라도 병원으로 찾아 갈 것

의식이 회복되어도 후유증의 우려가 있으므로 병원에서 의사의 진찰을 받을 것

산소결핍증의 후유증

심한 산소결핍증으로 쓰러진 사람의 처치가 늦은 경우에는 손발 마비나 치매, 기억장애, 성격이상 등의 후유증이 남을 수 있다. 산소결핍사고가 일어날 수 있는 장소에는 들어가지 못하게 할 것

산소 결핍

약물중독 · 오용 ①

약물중독의 증상과 대처

약물중독이란, 농약이나 수면제 등 위험한 약물을 복용하고 의식을 잃거나 전신경련을 일으킨 상태를 말한다. 약물 종류에 따라 증상은 다르다. 주된 약물중독의 증상과 대처방법은 아래와 같다

수면제 중독
- 약의 종류, 양, 투여법, 개인차에 따라 증상이 다르다
- 신경억제작용에 의한 증상
  맥박이 많거나 혈압의 저하, 의식장애 혹은 몽롱한 상태, 착란증상 등
- 권장량의 3배 이상 복용한 경우의 증상
  동공이 확장된다. 통증에 대한 반응이 없다.
  혼수상태, 호흡억제, 혈압저하 등
  → 의식이 있으면 토하게 하고 병원에 데리고 갈 것

그 외 향정신성약물 중독
- 진통제, 항우울증약, 정신안정제, 각성제, 환각제 등에 의한 중독도 많다
- 수면제와 같은 중추신경계에 작용되는 약 (향정신약)이기 때문에 이로인한 중독도 기본적 처치법은 같다.
  → 의식이 있으면 토하게 하고 병원에 데리고 갈 것

농약중독 증상
- 농약중독으로는 패러코트 (그라모키슨) 제초제나 유기인계 (파라티온등) 살충제에 의한 것이 많다.
- 파라코트는 다장기부전으로 사망할 확률이 높다
- 점막이 문드러지거나 목의 통증, 구토, 복통 등의 증상
- 특히 유기인계 중독의 경우, 발한, 타액증가, 경련, 안면 창백 등이 특징적이다.
- 수면제와 같은 중추신경계에 작용되는 약 (향정신약)이기 때문에 이로인한 중독도 기본적 처치법은 같다.
  → 의식이 있으면 토하게 하고 병원에 데리고 갈 것

수면제 ·농약중독의 처치

1 무엇을 얼마나 섭취했는지를 확인할 것

용기에 남은 것을 확인한다

의약품은 토하게 하고 농약은 토하지 못하게
할 것 . 제초제 , 수면제는 긴급을 요한다 .

2 수면제는 의식이 있으면 토하게 하고 농약은 토하게 해서는 안된다

토하게 할 때는 물 ,
혹은 묽은 소금물을
마시게 한다

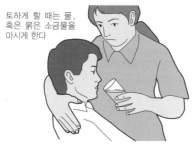

● 눈에 들어간 경우에는 15분간 흐르는 물로 씻어 낸다 → 안과로 갈 것
● 피부에 묻은 경우에는 비누로 깨끗이 씻어 낸다 → 피부과로 갈 것

3 착란이나 경련에 의한 부상을 조심할 것

4 의식장애 , 호흡억제 등이 발생하면 기도를 확보 할 것 → 28페이지

NO! 유독농약의 경우 . 구강 대 구강 인공호흡은 피할 것 .
(구조자의 점막 상처를 통해 농양이 흡수 될 수 있다)

5 체온이 떨어지지 않도록 보온하여 병원으로 옮긴다

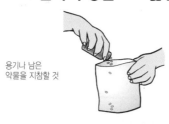

용기나 남은
약물을 지참할 것

약물중독 · 오용 ②

▌토하게 할 것인가, 하지 않을 것인가

복용한 약물에 따라 물이나 우유를 마시고 토하는 것이
좋은 경우와 토하지 않는 것이 바람직한 경우도 있다.

	복용한 약물	마셔야 할 것	구토여부	처치 후
× 위험 긴급 상황!	곰팡이 제거제, 환풍기나 전자레인지용 세제, 얼룩제거제, 변기용세제, 배수관용 세정제, 표백제(메탄알데히드를 포함)	물	×	병원으로
	방충제 (장뇌, 나프탈렌) 유성물감	물 우유도		
	살균제	성분에 따라 대처법이 다름 어떠한 행동도 취하지 말것		복용약지참 병원으로
	암모니아, 녹제거제 (조금이라도 입에 들어 갔을 때)	우유 물도 가능	×	
	휴대연료(메탄알데히드를 포함하지 않은것))	물		병원으로
	살충제, 석유류, 왁스, 합성수지도료, 신너	× 아무것도 마셔서는 안됨		
△ 신속한 대처	담배(궐련)	× 아무것도 마셔서는 안됨		소량섭취의 경우 경과살피고다량의 경우곧바로 병원행
	담배의 진액(재털이 등)	× 아무것도 마셔서는 안됨		병원으로
	매니큐어, 제광제, 액체 전기 모기제거제, 유기용제 함유 접착제	× 아무것도 마셔서는 안됨		
	구두약, 구두크림, 수정액, 수정액 회석액	물		소량의 경우 경과살피고 다량경우는 바로 병원행
	향수, 오데코롱, 로션 크림, 스킨	물		
	수은 전지(오래된 것이나 미사용품)	× 아무것도 마셔서는 안됨		병원으로
○ 걱정할 필요없음	립스틱, 립크림, 파우더, 핸드크림, 치약, 구취예방제, 체온계의 수은, 크레파스, 잉크, 수채물감, 점토, 지우개, 물티슈, 종이기저귀, 모기향, 모기매트, 선크림, 헤어무스, 포머드	아무것도 하지 않는다		소량섭취경우 중독우려는 없음 상태를 지켜봐야한다
	유아용 파우더, 로션, 크림	물		상태 주시
	유아용 오일	× 아무것도 마셔서는 안됨		상태 주시

※무엇을 복용했는지 알 수 없을 때, 입 안이 허물어 있을 때는 토해서는 안된다

106

약물에 따라 처치법이 다르므로
제일 먼저 무엇을 복용했는지 판단할 것

올바른 구토 방법

식품이 아닌 것은 맛이 없는 경우가 대부분이므로 유아라도 뱉어 먹은 정도의 경우가 많다. 침착히 대처할 것.
● 목구멍에 손가락을 집어 넣어 혀의 가장 안쪽을 손가락으로 눌러 토하게 한다
● 어린이의 경우, 그림과 같은 자세로 토하게 한다

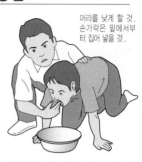

머리를 낮게 할 것. 손가락은 밑에서부터 집어 넣을 것.

약물을 복용했을 시에는 중독 119번!

● 무엇을 복용했는지, 용기만으로는 알 수 없을 때
● 처치가 곤란할 때
● 구급차를 불러야 할지 알 수 없을 때

긴급 상황에 한함. 정보료 무료. 통화요금은 상담자 부담

응급환자정보센타　**1339**
연중무휴　24시간 대응

긴급 구명 안내, 구급차　**119**
연중무휴　9:00~21:00

상담은 침착히 요령 있게 간결히!

---

①연락자의 성명, 전화번호, 환자성명, 연령을 알릴 것
②무슨 중독인지 알릴 것 (상품명, 표시성분명 등)
③섭취량을 알릴 것 (용기의 잔량, 주위에 흘러 넘친 양 등, 가능한 한 구체적으로)
④상황, 증상 (어떻게 섭취했는가, 어디로 섭취했는가, 현재 증상은 어떠한가)

응급환자이송센타 홈페이지
http://한국응급이송센타.doumy114.com/

임신중의 이상 증상

임신 이상 증상과 대처

임신 초기
- 자궁외임신
  월경 지연, 찌르는 듯한 복부통증, 가벼운 출혈, 쇼크
  ➡ 곧바로 병원으로 향한다.(개복수술이 필요한 경우가 있다)
- 절박유산
  피가 섞은 분비물, 아랫배 통증, 출혈
  ➡ 가능한 안정취하고 병원에 입원하여 처치를 받는다

임신 중기 ~ 후기
- 전치태반
  통증은 적다. 여러 차례 출혈, 간혹 대량 출혈을 일으키는 경우
  ➡ 대량 출혈의 경우 곧바로 병원으로 갈 것
- 태반조기박리
  지속적인 복통이 심해지면 쇼크증상을 일으키는 경우도 있다
  ➡ 산모 태아가 동시에 위험하므로 곧바로 병원으로 갈 것
- 간질
  분만기 경련과 실신
  ➡ 되도록 빨리 병원으로 갈 것

절박유산이란?

태아는 살아있지만 자궁의 수축으로 인해 출혈한다. 유산에 임박한 상태로, 반드시 유산하는 것은 아니다. 산모의 몸에 원인이 있는 경우도 많다

이상임신이나 임신중의 사고를 방지하기 위해서는…

현대에는 초음파검사가 발전하여 전치태반이나 역산(분만시 발이 먼저 나오는 것)등 이상 임신의 대부분은 조기에 발견된다.
정기검진을 착실히 받고 항상 산모의 몸과 태아의 상태를 파악하는 것과 보건교육을 받고 실천하는 것이 이상임신이나 사고의 예방책이다. 하지만 태아의 이상이나 산모의 병 등, 예방이 불가능한 요소도 있다.

중증의 경우 서둘러 병원으로 향할 것. 가벼운 증상
이라도 이상을 느끼면 우선 의사와 상담할 것

▌임신 중에 이상 증상이 일어나면

➡ 대량출혈의 경우, 탈지면을 대고 구급차를 부른다

- 갑자기 심한 아랫배 통증을 동반하는 경우
   ➡ 자궁외임신, 유산 등
- 가벼운 복통이 있는 경우
   ➡ 절박유산, 조산 등
- 통증이 없는 경우
   ➡ 포상기태, 전치태반 등

NO! 배출물을 환자에게 보
여서는 안 된다. 의사에
게는 보여줘야 한다

탈지면을 대고 T자형 끈으
로 세게 묶는다

소량의 출혈이라도 예단은 금물이며 담당의사에게 진단을 받을 것

➡ 하복부 통증

지속적으로 아랫배에 통증이 있는 경우. 출혈은 있을 수도 없을 수도 있다.
➡ 태반조기박리 등 (심각한 임신중독증인 임산부에게 많다.)

※하복부통의 원인이 임신과는 관계가 없는 병일 경우도 있으므
로 주의한다.

➡ 부 종

일주일에 500g이상의 체중증가
후, 고혈압, 단백뇨가 있는 경우
➡ 임신중독증. 되도록 빨리
   담당의사의 진찰을 받을 것

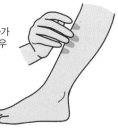

정강이 앞쪽을 손가락으로 눌러 본
다. 손가락 자국이 생기고 시간이 지
나도 되돌아오지 않는다면 부종이다.

➡ 어지러움 ·동계 (심한 심장 고동)

빈혈에 주의할 것. 어지러움, 동계 (심한 심장 고동)은 임
신 중에 자주 일어나지만 빈혈이 원인인 경우, 태아의 발
육에 영향을 끼치거나 분만시의 출혈량이 늘어날 수 있다.

머리의 부상 · 혹

머리 부상의 증상과 대처

- 외상 있는 경우 ➡ 지혈실시하고 (46페이지), 신속히 병원으로
- 의식불명 · 혼탁, 동공이 열려있는 경우➡ 신속히 병원으로
- 쇼크증상 (82페이지) ➡ 신속히 병원으로
- 손발 마비나 경련, 몸이 꺾이는 현상 ➡ 신속히 병원으로
- 매스꺼움 ➡ 되도록 빨리 병원으로

머리를 세게 부딪혔을 때

➡ 의식과 호흡 등을 확인할 것

몸을 억지로 흔들지 말 것. 옮길 시에는 머리가 따로 흔들리지 않도록 머리와 몸을 같이 움직인다.

의식이 없거나 확실치 않을 때

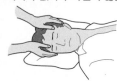

➡ 기도확보 (28페이지)
➡ 인공호흡 (32페이지)

목뼈나 신경이 손상되었을 수 있으므로 조금씩 옆으로 돌린다

호흡이 있다면 얼굴을 옆으로 돌려 안정을 취하도록 한다
두통이나 매스꺼움을 호소하면 가까운 외과를 찾아간다

의식 정상이라면 안정을 취하게 한다

- 바로 의식을 회복했다면 구급차를 부를 필요는 없다. 적어도 24시간 동안에는 안정을 취하도록 한다
- 귀에서 피가 나오거나 눈꺼풀 피하출혈이 보이면 가까운 외과로 갈 것

목이 꺾이지 않도록 머리를 높게 하여 눕힐 것

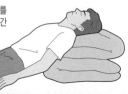

 고령자의 경우, 잠시 동안 상태를 관찰할 것

고령자의 경우, 머리를 부딪히고 나서 수시간에서 수개월 후에 의식상태가 악화되는 경우도 있으므로 주의한다.

출혈시에는 피를 닦아내고 압박 지혈을 실시할 것. 혹은 식힐 것. 뇌의 손상도 있을 수 있으므로 주의 관찰이 필요

혹이나 외상이 있을 때

골절도 없이 중증의 가능성은 없을 경우에는 다음과 같은 처치를 취한다.

1 머리를 높게 하여 안정을 취한다→110페이지

2 피가 나오고 있다면 상처를 치료한다

① 수돗물로 모래나 흙 등의 이물질을 제거한다
② 압박 지혈을 실시한다→ 46페이지

상처부위 전체를 깨끗한 가제나 손수건으로 덮고 손으로 압박한다.

- 머리는 혈관이 많기 때문에 얕은 상처라도 출혈량이 많아지기 쉽다. 확실히 압박을 해야 한다.
- 출혈이 멈추지 않거나 얼굴색이 안 좋아 졌을 경우에는 병원으로 이송한다.

3 혹이나 붓기 있을 때는 열을 식힐 것

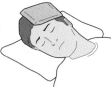

냉습포, 아이스 팩 등으로 열을 식힐 것

4 눈, 귀, 입의 상태도 주의할 것

- 머리를 부딪히면 눈, 귀, 입에도 증상이 일어나는 경우가 있다. 꼼꼼히 살펴봐야 한다.
- 귀나 코의 출혈, 물과 같은 액체가 나오는 경우에는
  →113페이지
  → 이비인후과와 뇌신경외과가 있는 병원으로 갈 것

 머리에 부상을 입은 당일은 만일을 대비해 안정을 취하고 입욕은 금할 것

눈·귀·코·입의 부상

1 출혈이나 부상의 상태를 확인한다

눈 이물질에 찔렸거나 들어가 있는 상태, 안구나 눈꺼풀에 상처가 있는 경우, 결막 (흰 자)의 심한 출혈의 경우
→ 신속히 안과로 갈 것

한쪽 눈만 다친 경우도 양 쪽 눈을 수건 등으로 가릴 것

귀 이개 (귓바퀴) 부상
→ 출혈 처치를 실시한 후 이비인후과나 외과에 갈 것
고막손상 (통증, 난청 등의 증상)
→ 이비인후과로 갈 것

이때, 통증, 이명, 난청 등의 증상이 일어나는 경우도 있다.

코 외상을 입어서 코가 변형된 경우
→ 코를 차갑게 식히면서 이비인후과, 정형외과 또는 응급실로 갈 것.

차가운 수건 등으로 식혀가면서

입 치아 손상이 있는 경우, 입 속이 찢어져 치가 멈추지 않는 경우, 입을 벌릴 때 통증을 느끼는 경우
→ 치과나 구강외과로 갈 것

입 속 지혈시, 입을 헹구고 상처 부위에 깨끗한 가제를 댈 것.

2 감각이상을 일으키면 즉시 병원에 갈 것

눈 사물이 이중으로 보이거나 눈앞이 흐려지는 경우. 시야 안에 보이지 않는 부분이 있는 경우

귀 잘 들리지 않거나 이명이 있거나 의식장애가 있는 경우

코 냄새를 맡지 못하거나 통증이 심한 경우

부위에 따라 전문의의 치료를 받을 것. 감각
이상의 경우는 특히 주의할 것

3 이물질은 가능한한 제거할 것

눈 화학약품
→ 30분 이상 씻는다
작은 먼지나 이물질
→ 탈지면이나 면봉을 물에 적
 셔서 이물질을 닦아 낸다.
 얼굴을 직접 물에 집어넣고
 물속에서 눈을 깜빡인다

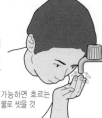

가능하면 흐르는
물로 씻을 것

귀 딱딱한 이물질
→ 이물질이 들어가 있는 방향을
 아래로 하여 머리를 흔들거나 한쪽 발 뛰기를 수 차례 반복한다.
물
→ 종이끈이나 면봉으로 물을 흡수시켜 제거할 것
벌레
→ 어두운 장소에서 손전등 빛을 비추어 벌레가 나오기를
 기다린다. 벌레가 나와도 출혈이나 청각장애가 계속된다
 면 이비인후과에서 진찰을 받을 것
 ● 약간의 출혈이 있어도 지혈하지 말것
 ● 가제나 수건으로 귀를 막고 이비인후과를 찾아갈 것
 ● 귀를 물로 씻지 않을 것 (중이염을 일으킬 수 있다)

입 이물질을 밀어내듯 코로
숨을 강하게 내쉰다

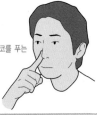

이물질이 없는 쪽 구멍을 막고 코를 푸는
것처럼 세게 숨을 내쉰다.

 머리를 부딪혔을 때는 특히 주의할 것

머리를 세게 부딪힌 후 눈, 귀, 코로부터 피나 물과
같은 액체가 나올 때는 뇌손상의 우려가 있다. 곧바
로 구급차를 부를 것

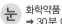

눈·귀·코·입의 부상

113

목 · 등의 부상

목 ·등뼈 부상의 대치법

- 목이 비틀린 경우
- 등을 세게 부딪힌 경우
  → 경추나 척추 손상에 주의하며 병원으로 갈 것
  ※환자를 옮길 때는 세심한 주의가 필요하다

등 부상환자를 옮기는 방법

- 환자는 절대로 움직이게 하지 않는다
- 차도 등 위험한 장소에 쓰러져 있는 경우에는 되도록 여러 사람이 한번에 옮길 것

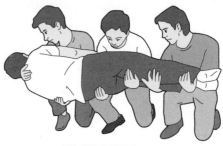

목을 움직이지 않도록
조심하며 감싸안듯 옮긴다

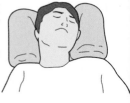

- 큰 판자와 같은 물건이 있을 때는 그것에 태워서 방석이나 수건 등으로 목을 고정시킨다

  목이나 등뼈에 무리한 힘이 들어가지 않도록 할 것

- 딱딱하면서 편평한 곳으로 옮겨 눕힐 것

목이나 등뼈에 부담을 주지 않도록 되도록
여러 사람이 같이 조심스럽게 옮길 것

목·등 부상의 대처법

1 호흡 휴무를 확인할 것

척추가 손상되면 호흡곤란이나
손발의 마비를 일으킨다.

가슴의 움직임이나 공기가
드나드는 소리에 주의할 것

호흡이 없다면 1차 구명처치 실시
→ 기도확보 (28페이지)
→ 인공호흡 (32페이지)
목뼈나 척추에 부상을 입었을 수도 있으므로
기도확보는 천천히 신중히 진행할 것!

호흡이 있다면 손발의 움직임을 확인할 것
"손발 움직일 수 있으세요?"라고 묻는다.
●손발이 움직이지 않는다면 척추 손상의 우려가 있음
   → 환자를 되도록이면 움직이지 않게 하고 구급차 부를 것
●손발이 움직이는 경우
   → 구급차를 부르고 위험한 장소에 있다면 이동시킬 것

2 출혈 유무를 확인할 것

동맥 출혈
   환부로부터 심장과 가까운 부위를
   가제나 수건으로 압박지혈할 것

정맥 출혈
   → 환부로부터 머리에
   가까운 부위를 압박
   지혈할 것 (46페이지)

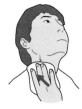

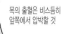

목의 출혈은 비스듬히
앞쪽에서 압박할 것

가슴 · 복부 부상

▌복부 부상 처치법

외부 부상이라면 지혈할 것. 폐에 영향을 미치는 중증의 경우는 호흡
곤란을 일으킬 수 있으므로 응급처치 후, 신속히 병원으로 옮길 것.

➡ 호흡과 맥박의 확인

호흡 없는 경우

→ 기도확보 (28페이지)
→ 인공호흡 (32페이지)

맥박을 알 수 없는 경우

→ 심폐소생술 (22페이지)

➡ 이런 경우, 빨리 병원으로 갈 것

- 경정맥 (목정맥, 얼굴과 머리의 정
  맥혈을 심장으로 보내는 혈관)이
  부어올라 있는 경우
- 맥박수가 120 이상일 경우
- 객혈 (피가 섞인 가래)을
  뱉어내는 경우
- 얼굴이 창백하며 심한
  빈혈증상을 보이는 경우

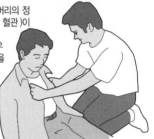

옷을 느슨하게 풀고
호흡하기 쉬운 자세를
취하게 할 것

➡ 상처가 있는 경우에는
공기 출입에 주의할 것

흉강에 구멍이 있으면 호흡이 불가능하다
숨을 들이쉴 때 상처로부터 공기가 들어온다
→ 가제로 철저히 압박할 것
숨을 내쉴 때 상처로부터 공기가 빠져나온다
→ 압박해서는 안된다

 날카로운 물건이나 철재가 몸에 박혀 있는 경우에는 억지로 빼지
말 것. 상처 주위를 수건 등으로 고정시키고 병원으로 옮길 것.

호흡곤란, 내장파열, 복막염 등은 특히 위험하다. 서둘러 병원으로 갈 것

복부 부상 처치법

외상이 없더라도 내장파열이나 복막염의 가능성은 있다. 손상 상태를 관찰하고 병원으로 옮길 것.

1 호흡과 맥박을 확인할 것

호흡 없는 경우
→기도확보 (28페이지)
→인공호흡 (32페이지)

맥박 알 수 없는 경우
→심폐소생술 (22페이지)

2 내장파열이나 복막염이 의심되면 구급차를 부를 것

내장파열
부상 직후부터 심한 복통, 얼굴색이 창백하거나 맥박이 약하고 빠른 경우 (1분간 120회 이상), 복부가 부풀어 오른 경우
장이나 지방이 몸 밖으로 나온 경우
그대로 깨끗한 수건을 물에 적셔 덮는다
복막염
복통, 발열, 구토 증상 있으며 복부가 나무판자처럼 딱딱할 경우

3 병원에 옮길 때는 편한 자세를 취하게 할 것

●복부의 긴장을 완화 시키기 위해서, 가 볍게 무릎을 세운다
●구토가 있으면, 얼굴 을 옆쪽으로 돌린다
●들것이나 판 등에 실 어 옮긴다

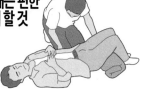

의복을 느슨한, 무릎아래에 방석 등을 받친다. 환부를 차게 해도 괜찮다

4 통증이 가볍고 호흡이나 맥박이 정상적이면, 일단 상태를 주시한다

상태의 변화가 있으면 곧바로 의사에게 데리고 간다

복부는 절대로 주무르거나 쓰다듬지 않을 것. 의사의 진단결과와 허가를 얻기 전까지는 식사 와 물을 제공해서는 안된다.

가슴·복부 부상

117

타박상 · 염좌 · 탈구

상태를 확인하여 부상 종류를 파악할 것

우선, 상태를 본 후 골절과 출혈이 없는지 판단한다. 중증이라면 안정을 취하게 하고 의사의 진찰을 받을 것.

- 출혈여부 ➡ 출혈일 때는 지혈할 것 (46페이지)
- 골절여부 ➡ 골절여부 관찰후, 응급처치할것 (122페이지)
- 상처여부 ➡ 상처가 있으면 응급처치할 것 (124페이지)

타박 상처나 출혈, 골절이 없다. 걷거나 부상을 입은 손으로 물건을 잡지 말 것

염좌 발목, 손목, 손가락 염좌가 많다 관절의 어긋남으로 인해 주위의 인대나 혈관에 상처를 입힐 수 있다.

탈구 관절이 어긋나 있는 상태. 부자연스러운 각도로 꺾여 있는 경우에는 골절이나 탈구이다.

➡머리 (110페이지) ➡ 목 · 등 (114페이지)
➡가슴 (116페이지) ➡ 복부 (117페이지)

타박상 ·염좌 ·탈구의 처치법

1 환부를 안정시킬 것

- 운동이나 작업을 중지할 것
- 안전한 장소에서 쉬게 할 것
- 부목을 대는 등, 환부를 움직이지 않게 할 것

문지르거나 당기거나 밀어 넣어서는 안 된다.

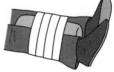
딱딱한 물건이 없을 경우에는 쿠션 등으로 부목을 대신하여 묶는다

손가락 염좌의 경우, 종이나 연필 등을 부목으로 사용하여 옆 손가락과 동시에 붕대로 감을 것

응급처치를 실시한 후, 통증이 계속되면
정형외과 진찰을 받을 것

2 압박할 것

- 탄성붕대나 스포츠용 테이프, 삼각건 등으로 약간
세게 묶는다.
- 염좌의 경우에는 스펀지 등을 감은 후 압박할 것.

3 차갑게 식힐 것

- 30분 정도 식힐 것
- 그 후에도 아이스 팩 등으로 약 하루 동안 식혀야 한다

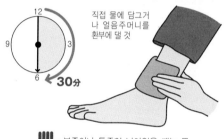

직접 물에 담그거
나 얼음주머니를
환부에 댈 것

30分

타박상 · 염좌 · 탈구

부종이나 통증이 남아있을 때는 목
욕이나 찜질은 피할 것

4 탈구의 경우 응급처치 후, 정형외과를 찾아갈 것

⚠ 손가락 염좌를 가볍게 여기지 말것

공을 잘못 받는 경우 등, 손가락 염좌는 주변에서 자
주 일어난다. 일반적으로 가볍게 여기기 일수이지만,
힘줄이 파열되어 있거나 골절되는 경우도 있다. 또
는, 방치하면 변형된 모양 그대로 원래대로 돌아가지
못하는 경우도 있다. 되도록 신속히 의사의 진단을
받아야 한다. 손가락 염좌를 방치하면 악화될 염려가
있다. 환부는 항상 안정을 취하게 한다.

근육파열 · 힘줄 부상

상태 확인하여 부상 종류를 파악할 것

근육파열
무리한 힘이 갑작스레 근육에 가해져서 근육에 장애가 일어나는 경우를 근육파열이라 한다. 운동 중에는 다리 근육, 무거운 물건을 들을 경우에는 손 근육에 근육파열이 일어날 수 있다.

아킬레스건 단열
준비운동이 불충분한 상태에서 심한 운동을 갑자기 행하게 되면 종아리와 발꿈치 사이에 있는 아킬레스건이 절단될 수 있다.

장딴지 경련
근육의 쥠이나 경련이 일어난다. 허벅지나 종아리, 발바닥의 아치 등에 자주 일어나는 증상이다.

근육파열의 처치법

1 환부의 안정을 취한다

- 수축성이 있는 탄성 붕대나 근육 서포터로 환부를 고정시킬 것
- 안전한 장소에서 쉬게 할 것

 발 근육 파열을 일으킨 경우에는
걸어서는 안 된다

2 붕대나 근육 서포터 상에서 환부를 식힐 것

찬물이나 얼음주머니로 20분 정도 환부를 식힐 것

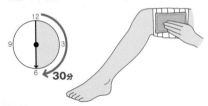

3 통증이 심하면 정형외과를 찾아 갈 것

외견상으로는 판단할 수 없는 경우도 있으므
로 통증이 심하다면 병원으로 갈 것

아킬레스건 단열 처치법

1 발끝을 피고 엎드리게 한다

아킬레스건 근육을 느슨하게 하기 위함이다.

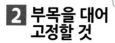

2 부목을 대어 고정할 것

허벅지에서부터 발끝까지 고정시킬 것

종이박스, 신문지, 우산 등을 부목 대용으로 쓸 수 있다.

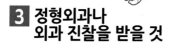

3 정형외과나 외과 진찰을 받을 것

장딴지 경련 (쥐) 처치법

1 종아리의 경우, 쥐가 난 쪽 발의 엄지발가락을 앞으로 당길 것

2 발을 따뜻하게 하거나 마사지를 실시할 것

천천히 종아리를 늘인다

NO! 곧 바로 재발하는 경우가 있으므로 수영 중에는 잠시 수영을 멈추고 휴식을 취할 것

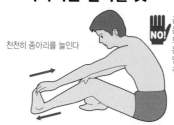

근육파열 · 힘줄 부상

골절

골절의 처치법

1 피가 나오면 지혈할 것
→지혈 (46페이지)

2 골절 부위의 안정을 취하고 고정할 것

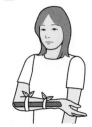

상처가 열려있지 않을 때
부목을 대어 뼈가 움직이지 않
도록 고정하고 안정을 취한다

부상이 열려있을 때
가제를 두껍게 대어 탄력 붕대
등으로 감아 압박하고 그 위에
부목을 댄다.

 골절의 주의점

- 상처 부위를 씻거나 만지지 않는다
- 환자는 고정이 끝난 후에 옮길 것
- 관절 등이 변형 되어도 그대로 고정할 것
- 큰 골절은 쇼크증상 일어날 수 있으니 주의 → 82페이지
※골반이나 대퇴골 등의 큰 뼈의 골절은 대량 내출혈에
  의해 쇼크 증상을 일으키는 경우가 있다.

 부목 대용으로 쓸 수 있는 물건

필기용구, 직사각형의 나무판자, 자, 두꺼운 종이, 우
산, 스키용 폴, 잡지나 신문지 등을 만 것, 나뭇가지,
담요, 배게, 목욕 타월 등

골절부위에 따른 부목 대는 방법

윗 팔

부목 : 자 등.
골절부를 수건 등으로 고정한다.
삼각건으로 앞 팔을 묶는다

앞 팔 · 손 목

부목 : 잡지 등.
손목이 팔꿈치 보다 위로 갈 수 있도
록 손바닥은 가슴을 향하게 한다. 삼
각건으로 묶어도 좋다.

골절

쇄 골

부러진 쪽 앞팔을 삼각건을 걸어 반대
편 어깨에 묶는다. 삼각건을 한 장 더
준비하여 몸체에 고정시킨다.

무 릎 · 종 아 리

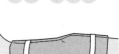

부목 : 종이박스 등.
대퇴부 중앙에서부터 발꿈치 수건이나 테
이프 등으로 고정시킨다

발 가 락 · 발 목

부목 : 목욕타월이나 방석 등으로
감싸고 줄로 묶어 ㄴ자 형으로 고정시
킨다

허 벅 지

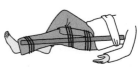

부목 : 안쪽은 둥글게 만 담요, 바깥
쪽은 긴 봉 등.
다리의 양쪽에 부목을 대어 고정시킨
다. 바깥쪽은 겨드랑이에서 발목까지
이어지도록 고정시킨다.

찰과상 (긁힌 상처)·창상 (베인 상처)

소매치기상처 ·베인 상처의 처치

1 상처를 깨끗이 씻어낸다

- 다소 출혈이 있더라도 그대로 씻어 낼 것
- 특히 진흙 등은 정성껏 씻어 낼 것
- 찰과상의 경우에는 문지르거나 비비지 말 것

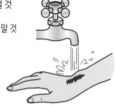

2 피가 멈추지 않으면 압박 지혈을 할 것

→ 46페이지

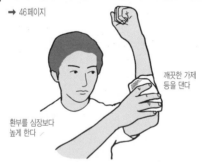

깨끗한 가제
등을 댄다

환부를 심장보다
높게 한다

3 깨끗이 소독하고 항균 가제를 덮는다

- 찰과상의 경우 상처와 그 주변까지 넓게 소독약을 바른다.
- 반창고를 붙이거나 붕대를 감는다.

4 상처가 깊은 경우나 큰 경우에는 의사의 치료를 받을 것

절단 등의 중상은 절단된 부위가 오염되지 않도록 지참하여 급히 병원으로 갈 것

절단의 처치법

1 절단된 부분을 가제나 손수건으로 덮는다

완전히 절단 되지 않고 붙어 있는 경우
→ 그대로 압박 지혈 실시 (46페이지)

2 출혈이 멈추지 않을 때에는 지혈대를 감을 것 (48페이지)

절단된 부위에 맞추어 지혈 점에 지혈대를 감는다

찰과상 · 창상

손바닥 보다 윗부분이
절단되었을 때
→팔꿈치 위 부분에
지혈대를 감을 것

발목보다 윗부분이
절단되었을 때
→무릎 위 부분에
지혈대를 감을 것

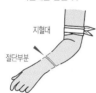

지혈대

절단부분

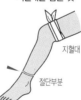

지혈대

절단부분

3 구급차를 부른다

절단된 부위가 있다면 부상자와 같이 병원으로 옮긴다. 절단된 부위는 보존만 잘 되면 반나절 경과하여도 접합할 수 있는 가능성이 있다. 차갑게 식히면 접합 가능 시간이 수 시간에서 10시간 까지 늘어나는 경우도 있다.
① 절단된 부위를 가제로 감싼다
② 감싼 채로 비닐 봉투에 넣는다
③ 밀봉하여 얼음이 들어간 주머니 또는 아이스박스 등에 넣는다

반드시 가제 등으로 감싼다

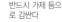

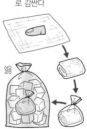

얼음

비닐 봉투

자 상 (찔린 상처)

자상의 처치법

1 찔린 것을 뺄 것

- 살균된 핀셋 등으로 뽑을 것
- 이물질의 끝부분이 부러져서 피부 안에 남아있지 않은지 확인할 것

 NO! 뽑기 어려운 것이나 큰 이물질이 깊이 박혀 있는 경우에는 뽑지 말 것. 상처 주위를 깨끗한 수건 등으로 덮고 신속히 병원으로 갈 것

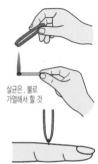

살균은, 불로 가열해서 할 것

2 상처 주위를 압박하여 피를 수차례 짜 낸다

3 꼼꼼히 소독한다

깊숙한 곳까지 소독약이 들어갈 수 있도록 한다

4 깨끗한 가제를 댄다

5 상처가 깊거나 큰 경우에는 반드시 의사의 치료를 받는다

깊은 자상은 파편이 남아있을 수도 있으므로
의사의 치료를 받을 것

낚시 바늘에 찔린 경우

1 바늘을 잡아당기지 말고
우선 밀어 넣어서 바늘
끝부분을 밖으로 빼낼 것

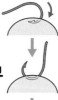

2 펜치 등으로 바늘 끝부
분을 절단한 후 빼낼 것

세균이 묻어 있는 경우가 많으므로
충분히 소독할 것

유리 파편에 찔린 경우

1 핀셋으로 조심스럽
게 파편을 빼 낸다

2 충분히 소독한다

3 반드시 외과의사의 진찰을 받을 것

눈에는 보이지 않는 파편이 남아있는 경우도 있다!

 복부를 찔린 경우

복부 등을 깊게 찔려 환부에서 내장이 튀어 나오면
가제 등 깨끗한 천으로 덮고 살짝 누를 것
● 환부는 닦지 않을 것
● 내장을 안으로 밀어 넣으려 하지 않을 것
● 내장이 더 나오지 않도록 주의 할 것
● 신속히 구급차로 병원으로 옮길 것

자상 (찔린 상처)

어린이 안전 체크 리스트

언제 일어날지 모르는 어린이 안전사고 에 대비하여 항상 주변을 체크하고 정보 수집을 철저히 하자.

	체크 사항
1	근처에 신뢰할 수 있는 소아과가 있다
2	아이를 안은 채로 뜨거운 음식을 먹거나 마시지 않는다
3	침받이를 한 채로 재우지 않는다
4	입에 들어갈 크기나 날카로운 물건을 아이 주변에 두지 않는다
5	추락방지용 울타리가 설치되어 있다
6	유아나 소아를 집이나 자동차에 혼자 두고 외출하지 않는다
7	자동차에 태울 때는 유아용 시트를 뒷좌석에 올바르게 설치한다
8	대야나 욕조에 물을 채워둔 채로 두지 않는다
9	문틈에 손가락이 들어가지 않도록 대처하고 있다
10	아이 머리 높이의 가구에 쿠션소재 등을 붙여 놓았다
11	아이 근처에 담배나 담배꽁초, 약, 세제 등을 두지 않는다
12	아이가 난방기구를 직접 만지지 못하도록 하고 있다
13	선풍기 안에 손을 넣지 않도록 주의하고 있다
14	포트나 전기밥솥의 증기 배출구를 만지지 못하도록 주의하고 있다
15	베란다나 창문 근처에 발을 딛고 올라 설 수 있는 물건을 두지 않는다
16	아이가 자고 있는 근처에서 쓰러지기 쉬운 가구나 물건을 두지 않는다
17	아이가 행방불명이 되었을 때를 대비하여 연락처를 가지고 다니게 하고 있다
18	아이가 모르는 사람을 따라가지 않도록 지도하고 있다
19	재해 시를 대비하여 가족 집합장소를 정하여 가르쳐 주었다
20	재해 시를 대비하여 이름, 주소, 전화번호를 외우게 하였다

제3장

사고 · 재해

교통 사고 ①

교통사고를 일으켰을 때

➡️ 자신이 움직일 수 있는 경우

- 사고관계자는 구조의 법적 의무가 있다. 부상자가 있을 시에는 곧바로 구조를 실시할 것
  ➡️132페이지
- 응급처치를 실시할 것
  ➡️136페이지

➡️ 자신이 움직일 수 없는 경우

- 휴대전화를 사용할 수 있다면 직접 112와 119에 신고할 것
- 자동차 경음기를 울리는 등의 방법으로 구조를 요청할 것

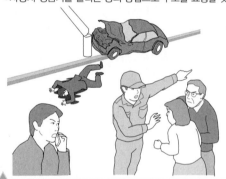

⚠️ 사고는 발생 직후 10분이 중요하다

"부상(외상)으로 사망한 사람의 약 40%는 적절한 사고 발생 직후의 처치가 있었다면 목숨을 건졌을 가능성이 있음"이라는 보고가 있다. 부상을 입은 직후 1시간 동안은 생사를 결정하는 중요한 시간대로 '골든 아워'라 불린다. 그 중에서도 발생 직후 10분간은 특히 '플라티나 텐 미닛'이라 불릴 정도로 가장 중요하게 여겨진다. 하지만 119신고로부터 구급차 도착까지는 전국 평균 8분 정도가 소요되므로 구급차 도착까지, 사고 현장에 있는 사람이 취할 수 있는 처치가 매우 중요하다.

교통사고를 일으키거나 사고를 목격하면 구조의 의무가
발생한다. 우선, 연속사고를 방지하는 것이 중요하다

사고 후 처치의 흐름

1 연속발생사고 방지

다른 차량이 사고에 말려들거나
화재가 발생하는 등의 2차 피해
를 방지할 것
- 정지 표시판을 둘 것
- 차량용 소형 연막탄을 피울 것
- 협력자에게 교통정리를 부탁할 것

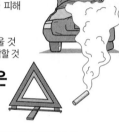

2 구조자의 차량은 안전한 장소로 이동할 것

사고차량은 경찰이 도착할 때까지 그대로 둘 것

3 부상자를 확인하여 119에 신고할 것

- 부상자 수나 부상 정도 등을 확인하여 통보할 것.
  (119를 통하여 경찰서 연락을 할 수 있다.)
- 부상자가 없다면 경찰에 연락을 취할 것

4 부상자의 응급처치를 실시할 것

- 되도록 주위 사람들의 협력을 청할 것
- 부상자는 움직이지 못하게 하고 그 자리에서 구급처치를
  행할 것 → 136페이지

5 구급대원에게 상황을 설명할 것

구급차가 도착하면
현재 상황을 설명한
다.→137페이지

교통 사고 ②

부상자 구출

폭발이나 불이 붙을 위험이 있을 시에는 서둘러 부상자를 차 밖으로 꺼낼 것.
- 목이나 척추는 골절 상태와 동일하게 여기며 조심스럽게 취급한다
- 되도록이면 여러 명이 구출하도록 한다

3명이서 부상자를 옮기는 방법

1 목, 상체, 다리를 든다

- A는 목이 움직이지 않도록 지탱한다
- B는 상체를 안는다
- C는 다리를 단단히 잡는다

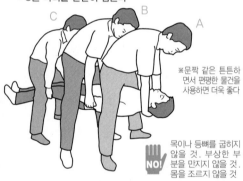

※문짝 같은 튼튼하면서 편평한 물건을 사용하면 더욱 좋다

NO! 목이나 등뼈를 굽히지 않을 것. 부상한 부분을 만지지 않을 것. 몸을 조르지 않을 것

2 발을 맞추어 차분히 옮긴다

⚠️ 큰 부상일 때는 움직이지 못하도록 할 것

큰 부상을 입은 경우, 특히 등뼈나 목뼈에 손상이 있을 때에는 가능한 한 부상자를 움직이지 못하게 해야 한다. 화재차량 옆이나 낭떠러지 근처, 바람이나 비를 피할 수 없는 위험한 상황이라면 최대한 조심스럽게 옮겨야 한다.

가능한한 신속하게 부상자를 구출할 것. 목이나 척추에 부상을 입지 않도록 주의할 것

혼자서 부상자를 옮기는 경우

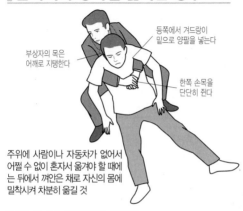

등쪽에서 겨드랑이 밑으로 양팔을 넣는다

부상자의 목은 어깨로 지탱한다

한쪽 손목을 단단히 쥔다

주위에 사람이나 자동차가 없어서 어쩔 수 없이 혼자서 옮겨야 할 때에는 뒤에서 껴안은 채로 자신의 몸에 밀착시켜 차분히 옮길 것

구출이 곤란한 경우

탑승자가 차량에 끼어있는 등, 탈출이 어려운 경우에는 다음과 같은 행동을 취한다

- 119와 경찰에 연락을 취할 것
- 2차 사고나 폭발사고 등, 2차 피해에 주의할 것
- 구급차가 도착할 때까지 응급처치를 실시할 것
  → 경추보호 (134페이지)
  → 기도확보 (28페이지)
  → 지혈 (46페이지)

 폭발이나 중독의 위험

- 화기엄금
  오일이나 휘발유, 화학물질 등이 유출될 수 있으므로 화기를 사용하지 않는다
- 화학물질에도 주의
  운송중인 화학물질이 흘러나오는 경우, 손수건 등으로 입을 막고 바람이 불어오는 쪽에 서 있을 것. 유출물은 손으로 만져서는 안된다.

교통사고 ②

교통 사고 ③

목 고정하기 (경추 보호)

자동차 사고는 충돌시의 충격이 크기 때문에 부상자는 상상 이상의 큰 타격을 입었을 수 있다. 특히 경추나 척추의 충격은 심각한 것으로 부상자를 차량에서 꺼낼 때는 목을 두꺼운 재질의 물건으로 감아서 머리를 고정시켜 목이 움직이지 않도록 하는 것이 중요하다

1 목 전체를 딱딱하거나 두꺼운 물건으로 감는다

상의 깃을 세워서 지탱 가능한 재질의 물건으로 감는다

두꺼운 종이, 종이 박스, 천, 수건, 돗자리, 과자 상자, 담요 등

2 줄로 묶어서 고정시킨다

감은 위로 줄을 묶어 목이 움직이지 않게 한다. 테이프 등으로 고정시켜도 된다

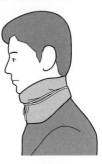

3 붕대를 감는다

풀리거나 어긋나지 않도록 감아서 고정한다

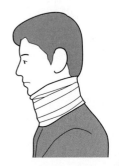

주위에 있는 물건으로 경추를 보호하자. 오토바이
사고로 헬멧을 벗길 때는 세심한 주의가 필요하다

오토바이 사고의 경우

오토바이 사고는 자동차와는 달리 부상자를 끌어낼 필
요는 없으나 무방비상태로 일어난 사고이기 때문에 큰
타격을 입었을 수 있으므로 세심한 주의가 필요하다

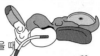

아래와 같은 상황에는
헬멧을 벗겨야 한다
● 호흡이나 맥박이 확인되지 않을 때
● 호흡이 이상할 때
● 의식없거나 의식상태가 불안정할 때
● 음식물을 토했을 때
● 입이나 코에서 출혈이 계속될 때

헬멧을 벗기는 방법 (풀페이스형 헬멧)

목이 움직이지 않도록 되도록이면 2명이서 벗길 것

1 턱끈 (벨트)를 푼다

풀리지 않으면 잘라도 좋다

2 턱과 목을 확실히 지탱한다

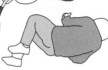

헬멧의 틈으로 손가락을 집
어넣어 턱을 집는다. 동시에
다른 한쪽 손으로 목을 아
래 측에서 지탱한다

3 헬멧을 코까지 벗긴다

헬멧의 볼 부분에 손가락을 걸어
천천히 헬멧을 끌어 올린다

목을 움직이
지 않을 것

4 헬멧의 남은 부분을 벗긴다

목을 지탱하는 사람과 호흡을 맞추어 남은 부분을 주의 깊게
끌어 뺀다. 헬멧이 벗겨 질때 머리가 흔들리지 않도록 한다

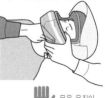

교통사고 ③

교통 사고 ④

부상자 처치

1 의식 확인

말을 걸어본다. 의식이 없다면 가능한 만큼 고개를 돌리게 하여 질식을 방지한다

2 호흡 확인

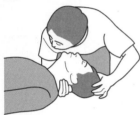

호흡 확인 방법
● 가슴이 움직이는지 확인한다
● 입이나 코에서 공기가 출입하는 소리가 들리는지 확인한다
→ 28페이지

3 맥박 확인

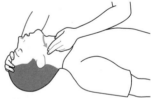

경동맥 등에 손가락을 대어 본다
→ 15페이지

4 출혈 여부 확인

출혈이 있다면 그 상태를 확인할 것
→ 출혈 판단 (44페이지)
대량 출혈의 경우에는 깨끗한 천으로 환부를 직접 막을 것
→ 지혈 (46페이지)

 큰 부상의 경우, 심폐소생술은 주의할 것

머리, 목, 가슴, 등 등에 강한 타격을 입었을 가능성이 있는 경우, 심폐소생술을 실시하면 부상을 악화시킬 수도 있으므로 주의가 필요하다

5 부상자에게 1차 구명처치를 실시

의식이 없거나 대량 출혈이 있는 경우는 동공의 상태,
골절 유무, 얼굴색 등을 체크할 것. 상태에 따른 구명처
치를 구급차가 올 때까지 계속할 것

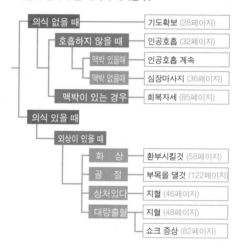

의식 없을 때 ─── 기도확보 (28페이지)

호흡하지 않을 때 ─── 인공호흡 (32페이지)

맥박 있을때 ─── 인공호흡 계속

맥박 없을때 ─── 심장마사지 (36페이지)

맥박이 있는 경우 ─── 회복자세 (85페이지)

의식 있을 때

외상이 있을 때

화 상 ─── 환부시킬것 (58페이지)

골 절 ─── 부목을 댈것 (122페이지)

상처있다 ─── 지혈 (46페이지)

대량출혈 ─── 지혈 (48페이지)

─── 쇼크 증상 (82페이지)

구급차 도착 후

구급차 도착 후, 구급대원에게 사고 경위를 전할 것
① 사고가 발생한 시각과 상황
  예 : 오후 2시경, 보행자가 경승합차에 치였다
② 부상자 인원수
③ 구급대 도착 전까지 실시한 응급처치
  예 : 오른쪽 무릎에 출혈이 있어서 압박지혈 실시
④ 부상자에 대해 알고 있는 사항이 있다면 알릴 것
  • 부상자의 연령, 혈액형, 지병 등
  • 마지막 식사시간과 먹은 음식
  • 병원기록 등을 소지하고 있다면 건넬 것 → 64페이지

교통사고 ④

교통사고후의 처리

사고 후에는

➡ 반드시 의사의 진단을 받는다

눈에 띄는 이상이 없어 괜찮다는 판단이 들더라도 그대로 집으로 가서는 안 된다. 외상이 없어도 반드시 의사의 진찰을 받아야 한다. 가능하다면 가해자도 의사를 만나 상황 설명을 들어야 한다

➡ 사고 후유증에도 주의할 것

가벼운 부상이라도 반드시 경찰에게 신고 해 둘 것. 수일에서 1주일 후는 물론, 수개월이 지난 후에 후유증이 발생하는 경우도 있다.

➡ 당사자들은 필요한 사항을 확인해 둘 것

성명, 주소, 연령, 직업, 전화번호, 차량 번호, 차량 실 소유자, 계약 보험회사 등

구두상 만이 아닌, 운전면허증, 차량 검사증 등으로 확인할 것

➡ 가해자 책임을 해당기관에 신고할 것

- 가해자는 3가지 책임을 지게 된다
  형사상 책임 → 형사 재판 (약식재판의 경우가 다수)
  행정상 책임 → 위반점수, 벌금 등
  민사상 책임 → 손해배상

- 가해자 차량 운전자 신고 사항
  사고 일시, 장소, 부상자 수와 정도, 손괴사항, 사후처리에 대해 경찰에 보고할 의무가 있다. 이를 행하지 않으면 보험금 청구가 어려워진다.

➡ 피해자가 해야 할 일

- 목격자 확보
  손해배상 등에서 불리해지지 않도록 사고상황을 확인할 것, 목격자의 주소, 성명, 전화번호 등을 알아 둘 것
- 병원 영수증, 진단서, 사진 등을 보관할 것

되도록 사건 당일에 정보를 교환하여 신고를 할 것 . 보험회사에도 연락할 것

보험회사 통보

➡ 가해자는

임의보험에 가입한 경우 , 사고 후 60일 이내에 보험회사에 통보한다 . 배상책임보험 (강제보험) 청구에 필요한 서류는 아래와 같다
① 교통사고 증명서 (경찰서)
② 사고발생 상황보고서
③ 배상책임보험 증명서 (소득증명)
④ 휴업손해 증명서 (소득증명)
⑤ 합의서 (합의 성립 경우)

➡ 피해자는

의료보험 , 선원보험 , 산업재해보상보험 , 등의 사회보험 취급자 (의료보험조합 , 각종 보험사무소 , 각 지역 행정사무소 등)에게는 「제3자 행위에 의한 장애신고」를 제출할 것 (치료비 , 휴업보상 등을 이용할 수 있다)

정부보장사업 제도

다음과 같은 경우 , 피해자는 정보보장제도에 의해 손해를 보상하는 기부금을 받을 수 있다 .
① 뺑소니 사고로 차량보유자 불명일 경우
② 배상책임보험에 가입되지 않은 차량에 의한 사고
③ 가해차량의 배상책임보험 기한이 만료된 경우
④ 도난차량 등에 의한 사고로 자동차 보유자에게 책임이 전혀 없을 때

● 청구는 각 손해보험회사 및 농협 등의 창구에서 대행한다
● 정부로부터 실제로 지불되기까지의 수속은 약 반년에서 1년 정도의 시간이 소요된다 . 그 동안의 치료비는 가해자 혹은 자기부담이다 .
● 청구권의 시효는 사고 다음 날부터 2년이다

수난 (水難) 사고 ①

물에 빠져 있는 사람을 발견하면

1 익수자의 안전을 최우선 할 것

- 수난 구조는 위험한 일 임을 명심할 것
- 우선 육상에서 구조하는 방법을 생각할 것
- 직접 헤엄쳐서 구조하는 것은 최후의 수단

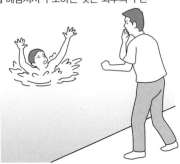

2 주위의 협력을 구할 것·조난상황을 알릴 것

- 물에 빠진 사람이 침착할 수 있도록 익수자에게 말을 건다
- 물에 뜨는 물건이나 도움이 될 도구를 찾도록 부탁할 것
- 강, 호수, 연못의 경우는 즉시 119에 신고할 것
- 바다의 경우는 122(해양경찰)에 신고할 것

3 물에 뜨는 물건을 조난자에게 던질 것

다음과 같이 구명구 대신 사용 가능한 물건을 던져 익수자를 물에 뜨게 하여 안심시킨다

구명용 튜브   아이스 박스
구명 조끼   비치 볼
튜브   비치매트
페트병 (물을 약간 넣으면 던지기 쉽다)   비치 파라솔 (펼친 채로)
비닐 봉투 (공기를 불어 넣고 묶을 것)   가방이나 배낭
                                  텐트가 들어가 있는 가방

위험하므로 무턱대고 물에 뛰어들지 않는다. 우선은
육상에서 할 수 있는 구조 방법을 생각할 것

육상에서 구조하기

➡ 구명구를 던진다

●링부이(구명용 튜브)나 그 밖
 의 구명구에 로프를 단 것
●끝부분이 겹겹으로 감겨진
 로프

① 구명구를 준비한다
② 로프 끝부분을 발로 힘껏 밟는다
③ 구명구와 로프를 몸 아래서부터 던진다
④ 익수자가 제대로 튜브를 잡았는지 확인할 것
⑤ 침착하게 끌어당길 것

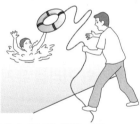

➡ 손이나 봉을 뻗는다

●지상에 엎드려 손이나 옷 등을 뻗는다
●판자 조각, 봉, 밧줄 등을 활용할 것
●얕은 장소에서는 여러 사람이 서로 손목을 쥐고 인간
 체인을 만든다

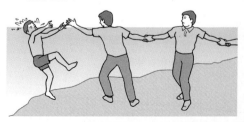

수난 사고 ①

수난 (水難) 사고 ②

헤엄쳐 구조하기

던질 물건이 없거나 구조 요청자가 지친 경우 등, 달리 방법이 없는 경우에는 헤엄쳐 구조한다. 단, 훈련을 받은 경험이 없다면 바로 들어가지 않을 것.

1 탈의

구조자는 헤엄치기 편하도록 옷이나 신발을 벗을 것
물에 빠진 사람은 옷을 입고 있는 편이 물에 잘 뜬다.

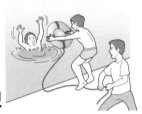

2 뜨는 물건 (구명구)를 들 것

로프가 달려있는 구명구를 들고 갈 것
→ 141페이지

3 구조 요청자와 거리를 유지할 것

- 너무 가까우면 오히려 위험하다. 구명구를 건네어 안심시킨다
- 구조요청자가 지쳐 있을 경우 외에는 바로 다가가지 않을 것
- 구조요청자가 안정을 찾고 나서 안전한 장소로 유도할 것

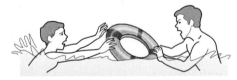

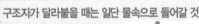

⚠ 구조자가 달라붙을 때는 일단 물속으로 들어갈 것

익수자가 구조자에게 달라붙으면 일단 동시에 물속으로 들어갈 것. 그래야 익수자는 구조자에게서 떨어진다.

헤엄쳐 도울 때도 가능한 한 가까이 다가가지 않는다. 매달리면 한 번 물속으로 들어간다

의식 없는 사람을 구조할 때

1 조심해서 다가갈 것

익수자가 엎드린 상태로 있다면 뒤집어야 한다.
→ 기도확보 (28페이지)

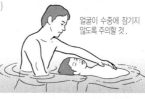

얼굴이 수중에 잠기지 않도록 주의할 것.

머리 또는 목, 가슴을 밑에서부터 지지하여 위를 향하게 할 것. 목이 꺾이지 않게 할 것.

2 육지로 옮기면서 응급처치 실시할 것

목에 손상이 있을 때
큰 판자에 태워 육상으로 옮기며 수건 등으로 목을 고정시킨다. 육상으로 옮겨지면 처치를 실시할 것
→ 114페이지

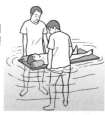

호흡이 없을 때
발이 닿는 곳까지 오면 기도를 확보하고 육상으로 옮기는 동시에 인공호흡을 실시할 것. →32페이지

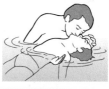

⚠ 유아는 10cm의 깊이에서도 빠진다

아이는 아주 얕은 개울에도 빠지기도 한다. 야외에서도 가정내에서도 아이로부터 한 눈을 팔지 않을 것
● 얕은 물 ● 물이 차 있는 욕조
유아가 물에 빠져 의식도 호흡도 없는 경우
→ 인공호흡 (35페이지)

수난사고 ②

수난 (水難) 사고③

익수자 구조 후 조치

1 의식을 확인할 것

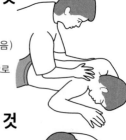

- 호흡이 없을 때
  → 119에 통보할 것
    (구조 전에 연락해도 좋음)
- 의식이 있을 경우
  → 상태를 주시하며 병원으로
    옮길 것

2 호흡을 확인할 것

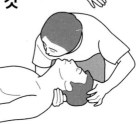

- 호흡이 없다
  → 기도확보 (28페이지)
  → 인공호흡 (32페이지)
- 호흡이 없다
  → 4 번으로

목에 이물질이 걸려있을 때
물 속 오물이나 이물질이 목에 걸렸으면 인공호흡이
어려워지므로 이물질을 긁어 꺼낼 것
→ 이물제거법 (30페이지)

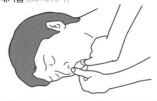

> **익수자가 물을 마신 상태에는**
>
> 위에 찬 물은 생명에는 지장이 없으므로 무리하게 구토를 유도하지
> 않아도 된다. 간단히 토하게 할 수 있는 경우에는 토하게 한다.

물속에서 끌어올린 후 구급차를 부르고 1차 구명처치를 행한다. 물은 무리하여 토하지 않도록 한다

3 맥박 확인

인공호흡을 2회 실시하고 경동맥이나 대퇴동맥에서
맥박을 짚어 볼 것 → 15페이지

※유아의 경우, 위팔 동맥이나
대퇴동맥에서 짚어 볼 것

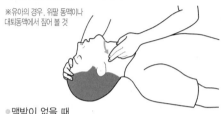

● 맥박이 없을 때
→ 심폐소생술 (22페이지) 실시
● 맥박이 있을 때
→ 인공호흡 (32페이지) 계속할 것

4 회복자세 취하게 하고 반드시 보온하여 병원으로 이송할 것

● 몸에 물기를 닦는다
● 담요 등으로 전신을 보온한다
● 시간이 흐른 뒤 이상 증상이 나타나는 경우도 있다.
  반드시 병원으로 데리고 갈 것

수
난
사
고
③

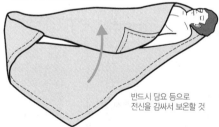

반드시 담요 등으로
전신을 감싸서 보온할 것

수난 (水難) 사고 ④

자신이 물에 빠졌을 때

- 물에 빠진 것을 인식한 순간 바로 몸에 힘을 빼고 침착할 것
- 몸이 저절로 물에 뜨기 전까지 가만히 있을 것 (허우적대서는 안 된다)
- 몸이 뜨면 누운 자세로 수면 위로 입과 코를 내밀 것
- 무리하지 말고 파도나 바다의 흐름에 몸을 맡길 것
- 몸이 흘러가고 있는 경우엔 머리가 흐름의 상류측으로 오도록 할 것
- 옷은 억지로 벗지 않을 것
- 진정이 되었다면 조금씩 해안가를 향하여 이동한다
- 잡을 수 있는 물건이 있으면 최대한 잡고 있을 것
- 큰소리로 구조를 요청할 것. 해수욕장이라면 감시소를 향하여 한쪽 손을 크게 흔들 것 (구조요청 사인)

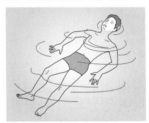

어린이 물놀이 주의점

- 어린이 물놀이나 수영은 반드시 어른과 동행할 것
- 강이나 보트 탑승 시에는 구명 조끼를 착용할 것
- 물가에 있는 어린이에게서 절대로 눈을 떼지 말 것
- 어린이들에게 위험한 장소나 미끄러지기 쉬운 곳에 가지 않도록 반복 지도할 것
- 위험한 장소에서 어린이 혼자 물놀이를 하고 있다면 면식이 없더라도 주의할 것

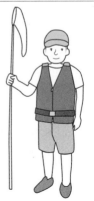

물에 빠지면 전신의 힘을 빼고 저절로 뜨기 까지 기다린다. 어린이 물놀이는 특히 주의할 것

정보나 상황을 판단하여 사전 예측할 것

준비 · 예방
- 비가 오고 있지 않더라도 불어난 하천에는 가까이 가지 않을 것
- 낚시나 보트 탑승 중에는 반드시 구명조끼를 착용할 것
- 수영하기 전에는 충분한 준비체조를 실시할 것
- 수영은 되도록 여러 명이서 같이 할 것
- 수영중에는 적당히 휴식을 취할 것
- 음주 후에는 절대로 수영하지 말것
- 컨디션이 좋지 않을 때, 수면부족, 피로 시에는 물에 들어가지 않을 것
- 혼자서 먼 곳까지 헤엄쳐 가거나 계획없이 먼 곳까지 헤엄치지 않을 것

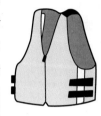

정보수집 · 상황판단
- 날씨의 변화에 주의할 것
- 강 상류 날씨의 급격한 변화나 댐의 방수 정보에 주의할 것
- 휴대용라디오 등으로 항시 정보를 모을 것
- 해수욕장에서는 감시원(라이프 가드)의 경고나 지시를 따를 것
- 높은 파도나 수영금지 시에는 절대로 수영하지 않을 것

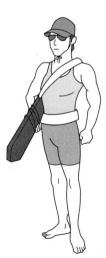

화 재 ①

화재 발견 시

불이 타오르는 것을 발견하면 피해를 최소한으로 억제하기 위하여 아래와 같은 순서로 대처할 것

1 화재 사실을 알리고 신고하기

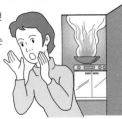

- 비상벨, 화재경보기 등을 울릴 것
- 큰소리로 주위에 알릴 것
- 목소리가 나오지 않을 때는 주전자나 냄비를 두드릴 것
- 신속히 119에 연락을 취할 것

2 초기 진화를 시도할 것

- 불이 난 후 5분 까지에는 불을 끌 수 있는 가능성이 있다
- 사람이 많을수록 초기 진화 가능성도 향상 된다

혼자서 불을 끄려 하지 말 것

3 혼자서 불을 끄려 하지 말 것

- 화재를 늦게 인식했거나 진화에 실패한 경우에는 신속히 대피할 것
- 대피 타이밍을 놓치지 말 것
- 대피시에는 한밤중이라도 주위에 큰소리로 화재 사실을 알릴 것

화재가 이런 수준까지 진행되면 곧바로 대피할 것

- 불이 천장까지 옮겨졌을 경우
- 연기가 실내 바닥까지 자욱이 끼었을 때
- 화재 발생 후 5분 이상 지났을 때

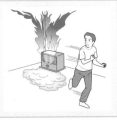

화재가 발생하면 알리기 · 초기 진화 · 대피의 3 가지 행동을 취할 것. 불이 꺼져도 방심은 금물.

초기 진화 방법

소방차가 도착까지 대략 5~7분 소요된다. 이 동안, 새로 붙기 시작한 불을 억제하여 피해의 확대를 막을 것

1 진원지 소화

소화기가 있다면 사용할 것. 소화기가 없는 경우, 아래와 같은 초기 소화법을 시도할 것

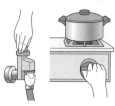

① 제거소화 (불에 탈 물건 제거)
- 진원지가 전기기구라면 전원을 끌 것
- 가스밸브를 잠글 것
- 석유난로의 코크를 잠그는 등
② 질식소화 (산소 차단)
- 물에 적신 시트를 덮는다
- 담요나 이불을 덮고 그 위에 물을 끼얹는다
③ 냉각소화
- 물을 끼얹는다

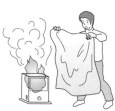

2 위로 올라 가는 불 소화

불이 천장으로 옮겨가면 소화가 곤란해지므로 위로 올라가려는 불부터 소화한다

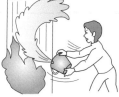

마루와 벽이라면 벽으로부터 지운다

3 불이 꺼져도 방심은 금물

벽 내부 등에는 아직 연기가 남아있을 가능성이 있으므로 확실하게 소화할 것. 적신 시트나 이불을 덮어서 소화한 경우, 불이 꺼졌어도 잠시 동안 그대로 방치할 것

화
재
①

화 재 ②

소화기 사용법

1 소화기를 들고 불에 접근한다

- 실내에서는 대피장소를 확보하고 출입구를 등진 자세로 선다
- 야외에선 바람부는 방향 등지고 접근한다

2 안전핀 제거

안전핀을 손가락으로 뽑는다.
안전핀이 없는 종류도 있다

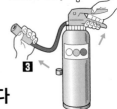

3 호스를 벗겨낸다

낮은 자세로 불이 나는 곳을
향해 호스를 조준한다

4 레버를 움켜쥔다

- 소화제는 한번에 분사되기 때문에 흔들리지 않도록 꼭 쥐고 있을 것
- 불의 아래쪽을 향해 분사할 것
- 약 14초 후 분사가 끝난다

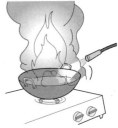

불의 아래쪽을 빗자루로 쓸 듯
좌 우로 소화기를 분사할 것

소화기의 종류

소화기는 3종류의 스티커 색으로 그 용도가 표시되어 있다. 일반 가정이나 사무실에 배치되어 있는 것은 3종류 모두 사용 가능한 소화기이다.

- 검정색 (A) 보통화재용
  건재, 목재, 섬유 등 불에 타기 쉬운 물건에 불이 붙었을 때
- 빨강색 (B) 유류화재용
  휘발유, 신너 등의 액체, 구리

스 등의 반고체 유지류
- 파랑색 (C) 전기화재용
  전기기구, 기계류, 감전의 우려가 있는 전기시설 등

소화기가 있으면 사용할 것. 평상시부터 소화기 사용법을 익혀 둘 것. 양동이 등도 유용하게 쓰인다

삼각 양동이 사용법

삼각 양동이는 일본 도쿄 소방청이 개발한 방재용 양동이이다. 내부에 칸막이가 부착되어 있어 물을 수차례에 걸쳐서 뿌릴 수 있다

1 양동이를 허리 춤에 안는다

2 불 앞에 서서 양동이의 반동을 이용하여 물을 뿌릴 수 있도록 한다

3 양동이는 물을 5~6차례로 나눠서 뿌릴 수 있도록 설계되어 있다

그 밖의 초기진화법

➡ 튀김 기름에 불이 붙은 경우

① 가스 밸브를 잠근다
② 적신 시트나 행주를 덮거나 화분 흙을 뿌린다
③ 뚜껑을 앞에서부터 덮듯이 닫는다

➡ 전기기구 화재

① 코드를 콘센트로부터 뽑는다. 전원을 끈다
② 그 후, 물을 끼얹는다

➡ 석유 난로를 쓰러트렸을 때

① 걸레 등으로 손을 보호하며 들어 올린다
② 콕을 잠근다. 스위치를 끈다
③ 불이 번지면 담요나 이불 등으로 덮는다
④ 물을 끼얹는다

화 재 ③

안전한 곳으로 대피

소화가 불가능하다 판단되면 곧바로 중단하고 안전을 확보할 것

1 신속히 대피할 것

복장이나 가지고 나갈 물건 등은 신경 쓰지 말 것
- 잠옷이나 속옷 차림이라도 그대로 대피할 것

고령자 · 어린이를 우선 대피시킬 것
- 유아는 담요 등으로 감싸서 밖에 있는 사람이 건물 밑에서 내려 받아도 된다
- 몸이 불편한 사람은 시트나 담요에 태워 옮긴다

2 현장에 돌아가지 말것

불은 대피시 보다 그 위력이 증가되어 있으므로 현장에 다시 돌아가서는 안 된다

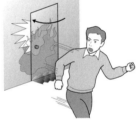

피난 시에는 문을 꼭 닫는다

엘리베이터를 사용하지 않을 것
- 고층아파트 화재시, 아래로 내려갈 수 없을 경우에는 옥상으로 대피할 것
- 이불이나 매트 등을 밑으로 던져 그 위로 뛰어 내릴 것
- 로프 등을 사용하여 가능한한 지면으로 내려갈 것

당황하지 않는다
- 침착한 행동이 결국 가장 빠르다

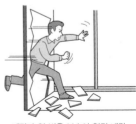

베란다 옆 벽을 부수어 옆집 베란다로 대피한다

대피시에는 무엇보다 현장에서 도망가는 것을 최우선시 할 것. 연기를 피하여 낮은 자세로 이동할 것

연기로부터 대피하기 위해서는

화재는 불보다도 불완전 연소·건축재 연소 등에 의해 발생된 유독가스가 더 무서운 존재이다. 불에 휩싸이는 것보다, 연기에 질식하여 사망하는 경우가 늘고 있다.

1 적신 수건이나 손수건으로 입이나 코를 막는다

되도록, 연기를 마시지 않게 하고 대피할 것

NO! 전기 스위치를 켜지 않을 것
(가연가스가 발생할 수도 있다)

2 신발을 신을 것

유리 파편 등에 의한 부상을 방지하기 위함

3 자세는 낮게 취할 것

● 바닥을 기어가듯 이동할 것(연기는 실내 상부에 있으며 바닥에는 아직 공기가 남아 있다)
● 바닥까지 연기가 잔뜩 차 있다면 적신 시트를 뒤집어쓰고 숨을 참으며 달린다

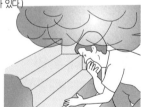

계단에 남아있는 공기를 마셔가며 내려 갈 것

4 계단 구석에 코를 들이댈 것

계단 구석에는 아직 산소가 남아 있다

5 호흡은 코로 조금씩 할 것

되도록이면 연기를 마시지 않도록 할 것

화 재 ④

부상자 처치

화재 현장에서 부상자가 발생하면 가능한한 안전한 장소로 옮겨 응급처치를 실시할 것. 부상자가 불이나 연기에 휩싸여 있을 수 있으므로 화상이나 일산화탄소중독 등에 주의할 것

1 부상자를 안전한 장소로 옮길 것

2 의식과 호흡, 맥박 유무를 확인할 것

의식이 없을 때
→ 기도확보 (28페이지)
→ 의식과 호흡, 맥박확인 (14페이지)
  호흡이 있으면 회복 자세를 취할 것
  → 85페이지

호흡이나 맥박이 없을 때
→ 심폐소생술 (22페이지)

쇼크 증상을 보일 때
→ 82페이지

유독가스 중독이 의심될 때
→ 100페이지

3 화상 상태 확인

손바닥을 1%로 간주하여 화상의 넓이를 측정한다
→ 57페이지
→ 화상처치 (58~61페이지)

기도 화상이 있을 경우 (화재 시 다수 발생)
안면에 화상을 입었거나 코에 그을음이 묻어 있는 경우에는 기도 화상을 의심할 수 있다
→ 되도록 빨리 병원으로 갈 것

4 부상 응급처치 실시

→ 110~127페이지

부상자에게 1차 구명처치와 화상 응급처치를
실시할 것. 소방차, 구급차의 도착을 기다릴 것.

소방차가 올 때 까지…

- 부상자, 환자, 고령자, 어린이를 우선적으로 안전 장소
  로 대피시킬 것
- 가족이 다 모여 있는지 확인할 것
- 구급대원이 전화로 부상자 응급처치법을 설명하면 침착
  하게 따른다
- 현장을 찾기 어려운 경우 도로나 근처에 안내할 사람을
  배치할 것

소방차가 도착하면…

- 대피를 못한 사람이 있으면 한시라도 빨리 알릴 것
- 진원지나 그 외 알고 있는 정보를 전할 것
- 소방대원의 지시에
  따를 것
- 소방대원의 진화 작
  업이나 구조 시 방해
  가 되지 않는 장소에
  있을 것

 휴대전화로 119에 신고한 경우…

휴대전화로 119에 전화를 걸면 화재현장 관할 이외의
소방본부에 연결되는 경우가 있다. 그런 때는 침착하
게 다음과 같이 대처한다

- 전화를 건 장소의 주소와 휴대전화번호를 전할 것
- 가장 근처에 있는 건물 등을 자세히 설명할 것
- 관할소방서로 전화가 전송되면 전화를 끊지 말고
  기다릴 것
- 신고 후 잠시 동안 전화의 전원을 끊지않고 현장 근
  처의 안전한 곳에서 대기할 것

화 재 ⑤

➡ 소화용구를 준비할 것

소화용구는 누구나 바로 찾을 수 있는 장소에 둘 것. 소화용구는
민방위훈련이나 소화훈련 등의 기회를 통해 사용법을 익혀 둘 것

- 가정용 소화기 설치
- 방재용 저수저에 물을 항상 채워 둘 것
- 욕조에 물을 채워두는 습관을 기를 것

➡ 화재경보기를 설치할 것

- 자동화재경보기를 설치할 것
주택 소유자는 소방법에 의해 화재경보기를 의무적으로 설치
해야 한다. 건물 신축이나 개조 시, 설치 하지 않으면 안된다.
- 건전지 타입 경보기는 설치가 간단하다.

정해져 있는 설치 장소
  침실 (평상시 가족이 취침하는 방. 응접실은 불필요)
  부엌
  계단 (침실에의 계단의 층계참에 설치한다)
- 오작동 등으로 스윗치를 잘라도, 반드시 또 넣어둔다

➡ 방재용품을 활용할 것

많은 방재, 소방용품이 시중에 나와 있으므로 이들을 활용
하는 것이 좋다. 특히, 화재시 대피가 힘든 고령자나 어린
이의 방에는 꼭 비치해둘 것

- 고령자를 위한 방염 의류 (잠옷 등)
- 방염 이불, 담요 등 방염 침구류
- 커튼이나 벽 등에 뿌리면 방염 효과를 얻을 수 있는 스프레이
- 화재시, 가지고 대피할 물건을 정리해둘 비상용 지출품주머니
- 대피 시, 연기를 마시지 않게 하는 방연 (방독)마스크

소화용구, 화재경보기 등을 구비할 것. 대피 방법을 평상시에 의논해둘 것

➡ 대피 방법을 마련해둘 것

- 가족 모두의 피난 경로를 생각해둘 것
- 피난 루트는 각각 2개 이상 확보할 것
- 집이 2층 이상에 위치한 경우, 대피경로는 더욱 중요하다
- 고령자, 어린이를 우선적으로 생각할 것
- 고령자나 몸이 불편한 사람의 침실은 1층으로 할 것
- 여행지나 그 외 장소에서 숙박하는 때에도 대피 루트를 확인하는 습관을 기를 것
- 비상사다리 등 대피도구의 사용법을 알아둘 것
- 피난기구는 바로 꺼낼 수 있는 곳에 둘 것

➡ 소방안전교육에 참가할 것

- 평상시부터 방재/소방 안전에 대해 관심을 갖는 것이야말로 긴급 상황시의 가장 큰 힘이 된다
- 이웃과 함께 피난 장소나 서로간의 세대구성 등을 확인해 두자

➡ 화재예방을 위해서…

- 담뱃불은 확실히 끌 것
  담뱃불은 물로 끄고, 꽁초는 모아두지 말 것
- 어린이에게 불장난을 시켜서는 안 된다
  성냥이나 라이터는 어린이의 손 닿지 않는 곳에 둘 것
- 문어발 콘센트는 사용하지 않고 콘센트 부근은 항상 깨끗하게 할 것
- 자기 전에 항상 가스나 전기 등 불 날 수 있는 곳을 점검할 것
  가정내 확인 리스트를 만들어 둘 것
- 현관이나 정원 등에 불에 타는 물건을 두지 말 것
  방화나 실수로 인한 화재의 원인이 될 수 있다
- 튀김 요리 중에는 가스레인지로부터 떨어지지 않을 것
  잠시 자리를 비울 때에는 반드시 불을 끌 것
- 타기 쉬운 물건 주위에 난로를 두지 않을 것
  커튼이 걸려 있는 창가, 시트가 깔려 있는 침대 옆 등에는 난로를 두지 말 것

화재
⑤

폭발 사고 ①

▌폭발이 일어나면…

1 119에 신고할 것

- 어디에 폭발이 일어났는지 (○○공장에 폭발 사고가 났어요)
- 폭발 규모는 어느 정도인지
- 어떠한 상황인지 (폭발음, 불꽃 크기, 현재 폭발 여부 등)
- 부상자 수나 부상 정도 등

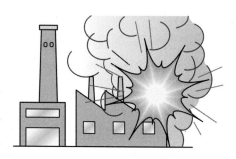

2 안전을 확보할 것

- 현장에 다가가지 않을 것
- 재폭발 위험은 없는지 확인할 것
- 불이 다른 곳으로 옮겨지지 않는지 확인할 것
- 유독가스의 위험은 없는지 확인할 것
- 바람의 방향에 주의할 것

3 사람을 불러모아 부상자를 구할 것

- 주위 사람과 협력하여 생존자를 구출한다
- 상태에 따라 1차 구명처치를 실시할 것 ➡ 20페이지
- 주변 시설을 확인할 것. 피난소나 대피소가 있으면 그곳에 모일 것
- 부상자가 다수 발생한 경우는 구급대원의 지시에 따라 협력할 것

폭발사고의 경우 가장 먼저 상황을 파악해야 하고 그 다음으로 안전을 확보한다. 주위 사람들과의 협력도 중요하다

폭발 피해자 응급처치

1 부상자를 안전한 장소로 옮긴다

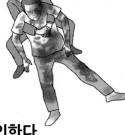

- 부상자에게 말을 걸어 진정시킨다
- 다수의 부상자가 있으면 우선도를 파악한다 (의식이 없거나 중증의 부상인 사람을 우선할 것)
- 머리나 목을 부딪힌 사람은 가능한 한 안정을 취하게 할 것
  → 110페이지
  → 114페이지
- 가스 중독이 의심될 때에는
  → 100페이지

2 의식 유무를 확인한다

→ 14페이지

의식이 없을 때
- 구토했을 경우
  → 기도확보 (28페이지)
- 머리나 목, 등 등에 손상이 있는 경우
  → 심폐소생술은 실시하지 않는다
- 쇼크증상의 경우
  → 82페이지

의식이 있을 때
→ 외상을 확인할 것

3 부상이나 화상상태를 확인할 것

눈에 띄는 외상이 없더라도 내장손상 등의 위험이 있다
응급처치를 한 후, 안정을 취하게 하여 구급차를 기다린다

- 출혈이 있는 경우
  → 지혈 (46페이지)
- 내장이 몸 밖으로 나와 있는 경우
  → 깨끗한 천 등으로 덮고 가볍게 누르고 있을 것
- 부상 응급처치
  → 110~127페이지
- 화상 응급처치
  → 56~63페이지

폭발 사고 ②

▍폭발 충격으로 인한 손상의 증상과 대처법

➡ 늑골 골절 , 외상성 기흉 , 폐 손상

늑골이 부러져 폐를 찌르거나 몸 밖의 부상으로 인해 폐에 손상을 입히면 기침이나 가슴 통증, 각혈, 또는 타액에 피가 섞여 나오는 등의 증상이 나타나며 호흡곤란에 이르는 경우도 있다.

- 쇼크 증상 응급처치 → 82페이지
- 상체를 약간 높게 하여 절대 안정을 취할 것
- 음식 , 음료를 섭취하게 해서는 안된다 .

➡ 복부내장 손상

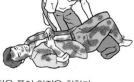

두통 , 복통 , 배변감 , 혈담 , 매스꺼움 , 구토
- 쇼크 증상 응급 처치 → 82페이지
- 구토물로 인한 질식에 주의할 것
- 무릎을 굽혀서 복부 긴장을 풀어 안정을 취한다

➡ 귀 손상

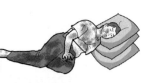

고막 출혈 , 이명 , 귀 통증이나 출혈
→ 안정을 취하고 전문의 의 진찰을 받을 것

✏ 재해 의료 파견팀 (DMAT)의 노력

일본의 경우, 코베 대지진을 교훈 삼아 대규모 폭발사고 나 빌딩 화재, 열차사고 등 많은 중상자가 발생하는 사 고에 대응하기 위해 행정과 의료기관의 연계에 의해 재 해의료파견팀 (DMAT)가 조직되어 있다. DMAT는 무너 진 건물 속 구조나 현장 구급치료 등의 특별한 훈련을 받은 의료팀이다. 이들은 더 많은 인명을 구조하기 위해 즉시 현장에 파견된다

폭발사고는 피해자가 많을 수 있기 때문에 중
상자 응급처치를 우선으로 할 것

원자력발전사고가 일어나면…

원자력 발전소나 관련시설은 2중, 3중의 안전대책이
시행되고 있지만 만일, 사고가 발생한 경우에는 방사
능은 눈에 보이지 않기 때문에 사람 스스로는 상황을
판단할 수 없는 등, 여타 재해와는 대응방법이 크게 다
르다. 지역 방재무선이나 텔레비전 방송에 주의하여
행정 지시에 따르도록 한다.

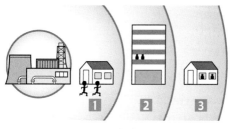

원자력발전사고가 발생하면 방호대책이 실시되는 등, 지
역주민에게 내려지는 지시사항은 중심부로부터의 거리
에 따라 3개 종류가 있다.

1 방사능에 의한 위험이 가장 큰 지역

- 「피난」지시가 발령된다
  - ➡ 집에서 도보로 집합장소로 피난한다
  - ➡ 집합장소에서 피난용 버스 등으로 피난소로 이동

2 1 의 외부 지역

- 「콘크리트 건물 내 대피」 지시 발령
  - ➡ 콘크리트 건물 내 대피

3 2 의 외부 지역

- 「실내대피」 지시 발령
  - ➡ 집 안으로 들어간다
  - ➡ 밖으로부터 가장 먼 방 안에 있는다

추락 사고 ①

▌높은 곳에서 추락했을 때

추락사고는, 머리, 목, 등, 흉부 등, 직접 지면에 부딪히는 경우가 많다. 추락한 높이나 자세 등으로 상황은 천차만별이기 때문에 상황을 정확히 판단하는 것이 중요하다.

1 상황 확인

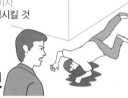

- 부상자의 의식, 호흡, 맥박을 확인할 것
- 구토 여부 → 74페이지
- 경련 여부 → 90페이지
- 쇼크상태 여부 → 82페이지
- 내출혈 여부 → 80페이지
- 외상 여부 → 110~127페이지
- 부상자에게 말을 걸어 진정시킬 것
- 언제, 어디에서 어디로
  추락했는지 알아 둘 것

NO! 부상자를 두드리거나 쓰다듬지 말 것

2 중증이라면 구급차를 부를 것

3 1차 구급처치를 실시할 것

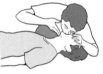

되도록 움직이지 않게 하고 현장에서 구급처치를 실시할 것

호흡이 없는 경우
→ 기도확보 (28페이지)
→ 인공호흡 (32페이지)

맥박이 없는 경우
  내장에 강한 충격을 받았을 가능성이 있으므로 심장 마사지는 상황에 맞추어 실시할 것 → 36페이지

> ⚠ 의식 불명 때는 「움직이지 않는다」
>
> 외상이 없더라도 뇌나 내장파손 등의 위험이 있다. 의식 확인은 말을 거는 것으로 충분하다. 몸을 두드리거나 쓰다듬어서는 안된다. 골절이나 내장 파손이 있을 때는 심폐소생술이 증상을 악화시킬 수도 있다.

추락사고는 머리나 목에 주의하여 1차 구명처치를 실시할 것. 반드시 의사의 진찰을 받을 것

4 부상 응급처치 실시

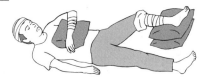

- 열상 등 ➡ 지혈 (46페이지)
- 골절 ➡ 응급처치 실시 (122페이지)

5 담요 등으로 보온하여 병원으로 이송

머리에 충격을 받았을 가능성이 보이는 경우에는 의사의 진단을 받을 것

! 반드시 의사의 진단을 받을 것

추락사고는 충격이 크기 때문에 골절이나 뇌, 내장 손상 등 표면으로는 보이지 않는 곳에 손상을 입었을 경우가 있다. 사고 직후에는 증상이 가볍게 보여도 뇌 등은 내출혈을 일으키면 서서히 증상이 악화되어 몇 시간 후, 늦어지는 경우에는 몇 일 후에 증상이 나타나는 경우도 있다. 높은 장소에서 떨어졌을 때는 반드시 의사의 진찰을 받고 정확한 진단을 받을 것.

 유아 추락사고

유아는 머리가 크고 몸의 중심이 높으므로 추락하기 쉽다. 높은 장소에 올라가게 하거나 베란다에 발디딜 물건을 두면 위험하다. 아래와 같은 장소에서 추락사고가 많으므로 주의할 것
- 계단 ●의자, 테이블
- 베란다 (발디딜 물건을 두지 말 것)
- 난간이 없는 침대
- 옷장 서랍 등

추락사고 ①

추락 사고 ②

▌열차 선로에 추락했을 때

누군가가 선로에 추락한 것을 목격해도 직접 뛰어내려 구하려 해서는 안된다. 곧 바로 역무원에게 알려 자신의 안전을 확보한 후 구조를 도울 것

1 열차에 긴급사태임을 알릴 것

- 우선 플랫폼에 있는 「비상정지버튼」을 누를 것
- 근처에 역무원이 있다면 즉시 알릴 것
- 플렛폼을 열차가 오는 방향으로 달려가 운전사에게 양팔을 흔들어 추락자가 있음을 알린다

2 여러 명으로 협력하여 구조할 것

추락자가 스스로 플랫폼에 올라오려 할 때 추락자가 성인이라면 혼자서 돕는 것은 위험하다. 여러 명이 협력하여 도와야 한다.

▌자신이 추락했을 때

- 플랫폼에 있는 사람에게 상의나 우산을 흔들어 추락했음을 알리고 도움을 받는다
- 플랫폼 밑 대피장소가 있으면 숨어 있을 것
- 타이밍이 좋지 않을 때는 가급적 선로에서 떨어진 낮은 위치의 장소에 엎드려 머리를 숙이고 있을 것

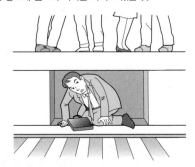

대중교통사고는 우선 본인이 침착하게 대처하는 것이
중요하다. 자동차가 추락했을 때에는 탈출을 시도할 것

자동차가 수중으로 추락했을 때

운전 실수 등으로 강이나 바다에 추락한 경우, 우선은
침착할 것. 자동차는 곧 바로 가라앉지 않기 때문에
자력으로 탈출할 수 있는 시간은 충분히 있다.

1 안전벨트를 푼다

우선 안전벨트를 풀고
탈출 준비를 할 것

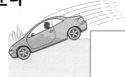

2 창문을 연다

차량 도어는 수압으로 인해 열리지 않으므로 창문이 열
린다면 창문으로부터 탈출한다.

창문이 열리지 않는 경우
비상용 망치로 창을 깨서 탈출한다
창을 깰 수 없을 때
차가 침수 되기 까지 기다린다
●차내에 물이 차서 차량 내외의 수압
차가 없어질 때 까지 기다린다
●도어락을 해제한다

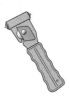

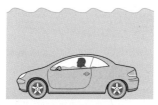

3 문을 열어 탈출한다

차량에 침수된 물이 운전자의 가슴 부근까지 차 오르면 문을 열
고 탈출한다. 문은 평소보다 무거우므로 발로 차서 열도록 한다

추
락
사
고
②

165

감전 사고

2차 피해 예방하기

➡ 일반가전 , 전기기기 등으로 인한 감전

- 기구의 전원 스위치를 끈다
- 콘센트를 뺀다
- 전기차단기를 끈다

➡ 실내나 작업장에서 감전된 경우

- 실내나 건물의 전기차단기를 끈다
- 감전 원인을 배제한다
- 고무장화나 고무장갑을 착용하고 접근한다
- 젖은 바닥이나 지면은 더욱 감전되기 쉬우므로 위험하다
- 방석 위에 올라타서 이동해도 무방하다

➡ 야외전선 등으로 인한 감전

전기가 통하지 않는 나무나 고무, 플라스틱 재질로 된 봉 등을 이용할 것

- 전력회사에 연락할 것
- 피해자가 위험한 상태일 경우에만 몸에 감긴 전선 등을 제거할 것

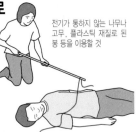

감전 예방

- 세탁기, 전자레인지 등은 반드시 접지선(어스)을 부착할 것
- 젖은 손이나 옷, 바닥 등은 감전 위험이 있음
- 배선 , 전기제품은 정기 점검을 할 것
- 문어발식 배선, 전원과 멀리 떨어진 배선은 금할 것
- 전선이나 고압선 근처에서 연날리기를 하지 않을 것
- 전선이 지면으로 늘어져 있는 경우는 반드시 전력회사에 연락할 것
- 전선이 표면까지 늘어져 있는 연못이나 강에 가지 말 것
- 유, 소아가 있는 가정은 콘센트에 덮개를 부착할 것

감전사고의 가장 무서운 점은 피해자가 늘어날 수 있다는 것이다. 불필요한 접근을 하지 않도록 주의시킬 것

감전 부상자 응급처치

1 안전을 확인하고 부상자에게 접근할 것

구조자도 감전되는 등, 2차 피해에 주의할 것. 감전 원인을 제거하고 되도록이면 안전한 장소까지 부상를 이동시킨다

2 의식확인 → 14페이지

의식이 없을 때
→ 기도확보 (28페이지)
→ 심폐소생술 (22페이지)
→ 쇼크증상 응급처치
　(83페이지)
의식이 있을 때
편한 자세로 휴식을 취하게 할 것

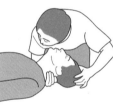

3 화상 상태 확인

화상 판단 → 56페이지

4 구급차를 부를 것

부상자 상태가 중증이라면 구급차로 병원에 이송할 것

 반드시 의사의 진찰을 받는다

감전의 경우, 피부 표면 화상은 걱정 없어 보여도 내장 등, 신체 내부에 심한 화상을 입었을 가능성이 있다. 의식이 있으며 가벼운 화상을 입은 경우에도 반드시 의사의 진찰을 받을 것

저체온증으로 쓰러진 경우 · 동상

저체온증 ·전신 동상 응급처치

동절기 산 속이나 차가운 물속 뿐 아니라, 음주 후 노상 취침 등으로도 저체온증과 동상은 일어 날 수 있다. 또한 어린이나 고령자, 몸이 안 좋은 사람일수록 위험하다.

1 실내로 이동시킨 후, 곧 바로 구급차를 부를 것

● 환자 발견 후, 따뜻한 실내로 이동시킬 것

2 마른 담요 등으로 몸을 감싸서 보온할 것

● 담요로 몸을 감싸
자연스레 체온이 올
라가기를 기다릴 것
● 가열하지 않을 것

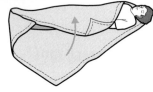

 NO! 전기담요 등은
사용하지 말것

3 상태 확인

● 가벼운 증상이라면 보온만으로 충분하다
● 중도의 저체온증, 동상으로 의식이 없는 경우에는 심폐소생술을 실시할 것
● 심폐소생술은 저체온증에 광장히 효과가 있으므로 계속 실시할 것 (몇 시간 후, 다시 살아난 예도 있다) ➡ 22페이지

저체온증 상태의 견해

저체온증은 몸 중심부의 체온 (겨드랑이에서 측정하는 것이 아닌)이 35도 이하로 내려가면 증상이 나타난다. 몸을 심하게 떨며 체온 저하와 동시에 의식 혼란을 일으킨다. 30도 이하로 떨어지면 오히려 떨림은 진정되나 의식이 없어지는 등. 상태는 위험해진다

가벼운 저체온증은 보온만 실시할 것. 중도의 저체온증의 경우에는 심폐소생술을 실시. 동상은 천천히 체온을 높일 것

4 의식이 돌아오면 따뜻한 음료를 천천히 마시게 한다

● 스프나 따뜻한 물에 설탕을 타서 조금씩 마시게 할 것

 탈수현상을 일으키므로 알코올, 카페인이 들어간 음료는 마셔서는 안 된다

손발 등의 동상 응급처치

1 전신 보온

● 따뜻한 장소로 옮긴다
● 옷을 느슨히 풀고 담요로 감싼다

 전기담요 등은 사용하지 않을 것

2 환부를 천천히 따뜻하게 할 것

● 미지근한 물(38~40도)에 담근다
● 20분 이상에 걸쳐 천천히 따뜻하게 할 것
● 물에 담그고 있는 동안, 통증이 동반될 수 있으나 계속 실시할 것

 뜨거운 물이나 불로 열을 가하거나 마사지를 하지 말 것

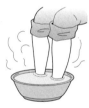

3 따뜻한 음료를 마시게 한다

스프나 따뜻한 물에 설탕을 타서 조금씩 마시게 할 것 알코올 류는 마셔서는 안 된다

4 환부를 천이나 가제로 덮고 병원으로 이송한다

환부 온도가 올라가면 의사의 치료를 받을 것

저체온증 · 동상

지 진 ①

평상시 지진 대책

1 방 안의 위험 요소를 예측할 것

지진이 발생했을 때 집안 물건이 어떻게 움직일 지를 상상
하여 최소한, 가족이 탈출 가능한 경로를 확보할 수 있도
록 궁리할 것
- 쓰러질 수 있는 가구
- 떨어질 수 있는 물건
- 출입구를 차단시킬 물건

2 위험 요소 제거

물건의 배치를 약간 수정하거나, 고정시키는 것만으로도 충분한 효과
를 볼 수 있다. 지진대비용품을 구할 수 있으면 구해 활용하자

가구를 벽이나 천장에 고정시킬 것
- L자형 가구 고정구나 고정용 봉
  (행거)으로 고정시킬 것
- 와이어, 두꺼운 철사 등으로
  고정시켜도 효과를 볼 수 있다
- 창문이 열린 상태로 깨지지
  않도록 창문 고정장치를 활용할 것
- 창유리에 비산방지시트를 붙여둘 것

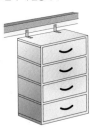

떨어질 수 있는 물건은
낮은 곳에 둘 것
- 텔레비전 등 무거운 물건은 되도록 낮은 곳에 둘 것
  침대 장식장 등은 지진이 일어나면 위험하므로
  텔레비전 등을 두지 않을 것
- 베란다 손잡이에 화분 등을 놓지 않을 것
- 가스레인지 주변에 타기 쉬운 물건을 두지 않을 것

출입구 부근에는 물건을 두지 않을 것
- 발 밑은 물론, 문 주변 등에 지진 시 쓰러지기 쉬운
  물건은 두지 않을 것
- 블록담의 대진성을 확인해 둘 것

상상력을 동원해 가족의 피난 경로를 확보하자. 방재용품도 미리 갖추어 두자.

3 지진 대비 용품, 구명용품을 상비할 것

- 지진 대비용품 팩을 만들어 둘 것
  → 200페이지
- 지출용 팩 이외에도 피난이나
  구출시 필요한 용구를 준비해 둘 것

4 지역 지진 대비훈련에 가족 모두 참가할 것

지진 흔들림을 직접 체험해보거나 소화기를 실제로 사용할 수 있다. 평소, 지역민들과 교류를 만들어 두는 것은 지진이나 재난 대책상 큰 도움이 된다

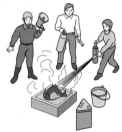

지
진
①

5 가족과 함께 지진, 재난에 대해 서로 의논할 것

지진 발생시, 어떠한 행동을 취할 지 미리 정해둔다
- 대피경로를 정한다
  지진 발생시, 집으로부터 어떻게 탈출할 지 예상해
  둘 것. 책상 밑으로 숨는 훈련도 해둘 것
- 대피 장소 확인
  지역 긴급피난장소를 확인하여 도착 루트를 생각해 둘 것
- 연락처를 정해 둘 것
  가족이 뿔뿔이 흩어졌을 때 어디에 연락할 지를 정해
  둔다. 떨어져 사는 친척이나 지인의 연락처를 추천한다

지 진 ②

지진이 발생하면…

1 불을 끈다

신체 안전을 최우선시
한다. 무리하지 않을 것

2 문이나 창을 연다

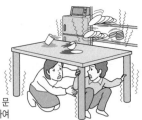

건물이 뒤틀어지거나 비뚤어져 문
이 열리지 않는 사태에 대비하여
피난 시 비상구를 확보해 둘 것

3 튼튼한 가구 밑에 숨을 것

서랍장이나 천장이 무너지기 전에 테이블 등에 재빨리 숨
어 위에서부터 떨어지는 물건으로부터 몸을 보호할 것

4 곧바로 밖으로 뛰쳐나가지 말 것

지진이 진정 될 때까지, 주위 상황을 파악해가면서 안전에
주의하며 대기할 것

5 피난명령이 떨어지면 밖으로 나갈 것

- 화재발생 등, 긴급 시에는 주위 상
  황에 주의하여 대피할 것
- 되도록 재난방송을 대기하였다가
  행동할 것
- 가스밸브, 전기 차단기를 끌 것
- 낙하물에 대비하여 방재용 두건,
  헬멧 등을 착용한다. 방석을 헬멧
  대신 사용해도 좋다

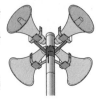

6 피난장소까지는 걸어서 이동할 것

- 자동차는 사용 금지. 도로가 분단 되면 꼼짝도 못하게 될 수 있다. 또한, 소화활동, 구조활동의 방해가 된다
- 가스가 새고 있을 가능성이 있으므로 라이터나 성냥은 사용 금지

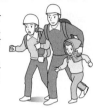

 재해 시 참고사항

지진 발생 때 사람들은 심리적으로 동요하게 된다. 이런 때 큰 혼란을 피하려면 각자가 올바른 정보에 따라서 행동하는 것이 대단히 중요하다. 시군구나 경찰, 소방 등 관계기관으로부터 직접 얻은 정보를 신뢰하고, 결코 근거 없는 소문이나 유언비어를 믿고 행동해선 안된다. 기상청 홈페이지(www.kma.go.kr)를 검색하거나 방송을 청취하여 지진 상황을 주의 깊게 파악한다.

- 국가재난정보센타 http://www.safekorea.go.kr
  재난상황실 : 02) 2100-5500, 피해신고문의 : 2100-5434
- 소방방재청 http://www.nema.go.k 02) 2100-2114
  소방방재청 국민안전방송 http://www.nematv.com/

- 재난알리미 (국가재난안전센터) 웹에서 다운받아 설치한다.

- 풍수해 보험 문의 02) 2100-5485
  동부화재 02) 2100-5103
  현대해상 02) 2100-5104
  삼성화재 02) 2100-5105
  LIG손해보험 02) 2100-5106
  NH농협손해보험 02) 2100-5107

지
진
②

173

쓰나미

쓰나미 대피

➡️ 해변에서 지진 발생하면, 높은 장소로 대피할 것

- 작은 지진이라도 쓰나미는 발생한다
- 해안가에서 지진을 감지하면 우선 높은 장소로 대피할 것
- 물속에서 수영 중에는 지진을 느끼지 못하므로 육상에 있는 사람이 외치는 말에 주의를 기울일 것
- 높은 장소로 대피할 수 없을 때에는 건물로 대피할 것
  - ➡️ 쓰나미 대피용으로 설치된 피난소
  - ➡️ 철근 콘크리트 건축물 2층 이상
- 해안에 위치한 주택 지하실에 있다면 재빨리 지상으로 올라 갈 것

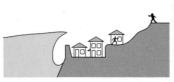

쓰나미 피난빌딩
TSUNAMI EVACUATION BUILDING
이런 마크가 붙어 있다

➡️ 지역민이나 인명구조대원, 또는 행정 지시에 따른다

- 대피 후, 쓰나미의 위험이 없어질 때까지 지시를 기다리며 대기할 것
- 라디오, 텔레비전 등으로 정보를 확인할 것

자기 판단하에 해변에 돌아가서는 안 된다

⚠️ 주의보, 경보 해제 시까지 대기

쓰나미는 일반적으로 3~5파도가 도달하며 3번째나 4번째 파도가 가장 큰 경향이 있다. 일반 파도와는 달리 쓰나미는 눈으로 판단이 불가능하므로 판단이 어렵다. 높이 50cm정도의 쓰나미에도 성인이 움직일 수 없게 되는 위험성이 있으므로 주의할 것

지진이 발생하면 쓰나미를 주의할 것. 우선은 높은 장소로
대피한다. 라디오와 텔레비전으로 올바른 정보를 확인할 것

쓰나미에 휩쓸린 사람이 있다면

1 위험요소가 없어진 후 부상자를 구조할 것

2 의식을 확인하고 응급처치를 실시할 것

→ 쇼크상태 (82페이지)
→ 기도확보 (28페이지)
→ 1차 구명 처치 (20페이지)
※온몸에 충격을 받은 상태일
　수도 있으므로 주의할 것

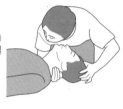

3 부상 확인

→ 골절 (122페이지)

쓰나미 대책

- 자신의 집이 쓰나미에 의한 위험이 있는가를 확인한다. 목조
  건물의 경우 쓰나미를 버틸 수 없으므로 위험하다
- 「지진 후에는 반드시 쓰나미를 주의한다」라는 생각을 항
  상 가지고 있을 것
- 해변에 갈 때는 사전에 피난 장소를 알아 둘 것
- 휴대용 라디오를 휴대할 것
- 바다나 강 입구 부근에서 낚시를 할 때는 구명조끼를 착용할 것

쓰나미의 위력

일반 높은 파도와는 달리,
쓰나미는 해면 전체가 상
승한 형태로 전파되기 때
문에 해안에 밀려오는 해
수의 양이 많고 파괴력이
크다. 깊은 해저 지진으로

보통의 높은 파도

쓰나미

발생한 쓰나미일수록 속도가 빠르고 해안에 도착할 때
시속 40Km 이상의 속도인 경우가 있으므로 쓰나미가
도달한 후 대피하는 것은 불가능하다

쓰나미

수 해

홍수, 해수면 상승 시의 대처

1 텔레비전이나 라디오로 기상정보를 확인할 것

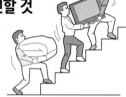

홍수나 해수면 상승의 우려가 있을 때는 서둘러 준비할 것
- 무턱대고 밖으로 나가지 않을 것
- 가재도구, 식료품, 의류, 침구 등을 2층 이상 높은 곳에 옮겨놓을 것
- 음료수를 확보할 것
- 지참휴대품을 확인할 것

2 지하에 있는 사람은 신속히 지상으로 이동할 것

- 지하에 물이 흘러들어가면 대피가 불가능해진다
- 수압으로 인해 문이 열리지 않거나 전등도 꺼진다

3 피난 권고가 나오면 바로 피난할 것

- 건물 3층 이상, 혹은 지역 지정 피난소로 이동할 것
- 반드시 여러 명이 그룹을 만들어 행동할 것
- 자동차로 이동하지 않을 것
- 수심이 허리까지 올라가면 도보 이동이 불가능해지므로 신속히 이동할 것
- 수심이 무릎까지 올라가지 전까지 이동 완료할 것

4 이미 물이 잠긴 상태라면 이동에 주의할 것

- 강 (다리)를 건너지 않을 것
- 벼랑이나 산 근처, 계곡 근처를 지나지 않을 것
- 도랑이나 맨홀의 위치가 눈에 보이지 않으므로 발밑을 주의할 것. 봉을 지팡이 대용으로 사용할 것
- 장화는 물 들어가면 무거워지므로 끈 달린 신발을 신을 것
- 이동시에는 사람과 사람을 줄로 이어 이동할 것. 어린이는 가능하다면 고무보트 등에 태워 이동할 것

기상정보에 주의하여 조속히 준비와 피난을 실시할
것. 평소부터 피난 경로에 대해 의논해 둘 것.

평상시부터 수해대책을 세워 둘 것

1 거주 지역의 과거 피해상황을 조사할 것

●비 오는 날에 산책을 해보는 등,
 주변 위험요소를 예측해 둘 것

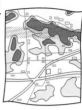

재해예상도 (해저드 맵)을
준비하고 있는 지역도 있다

2 피난경로, 피난소를 확인할 것

날 정해서 가족 구성원의 재해시 행동사항 등을 정리해 둘 것
●피난 장소 확인
●피난소까지, 강이나 다리 부근을 지나지 않는 루트를
 검토할 것
●연락처를 정해 둘 것. 가족이 뿔뿔이 흩어졌을 때 어디에 연락을
 취할 지 정할 것. 멀리 사는 친척이나 지인의 연락처가 좋다.

3 수해 대비 준비사항

●방재용품 준비
 → 200페이지
●홍수 대비 용품 준비 (모래포대, 로프, 고무보트,
 구명조끼, 삽, 방수판 등)
●지붕, 물받이, 창문, 외벽 등 가옥 점검

거주지의 지형을 파악하여 재해를 예측할 것

●해수면 상승의 위험이 있는 지역
 얕은 물가, 하구부 (강과 바다의 접경), 지반 침하지역
●홍수의 위험이 있는 지역
 삼각주, 범람원, 하천부지 등

수
해

토사 재해 (산사태 등)

산사태 발생 우려가 있을 때

1 큰 비나 태풍이 발생하면 산이나 강 근처에 접근하지 않을 것

토석류(土石流)는 계곡이나 강을 따라 내려오기 때문에 위험하다

2 산사태의 전조현상에 주의할 것

호우나 지진 후, 아래와 같은 현상이 보이면 산사태의 가능성이 있다

- 비가 계속 내리고 있는데도 불구하고 강의 수위가 내려갈 때
- 강물이 급격히 탁해지고 나무가 떠내려 올 때
- 산 속에서 쿵 하는 소리가 들릴 때
- 산 벽에 균열 생겼을 때
- 산 벽에서 물이 흘러나올 때
- 산 경사지에서 작은 돌이 굴러내려 올 때

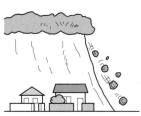

3 전조현상을 확인하면 곧바로 피난할 것

- 주변 사람들에게 위험함을 알릴 것
- 119, 행정기관 등에 연락을 취할 것
- 가장 가까운 피난장소로 대피할 것

4 피난 시 , 휴대품은 최소한으로 줄일 것

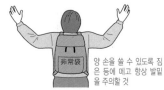

非常袋

양 손을 쓸 수 있도록 짐은 등에 메고 항상 발밑을 주의할 것

산사태에 휩쓸린 사람이 있으면

1 119에 연락할 것

2 2차 재해에 주의하여 구조할 것

산사태가 일어난 직후에는 재발생의 가능성이 있으므로 최대한 주의를 기울여 결코 무리한 행동을 취하지 않을 것. 또한, 구조 시에는 되도록이면 주위 사람들과 협력할 것

의식 확인
→ 쇼크 증상 (82페이지)
→ 기도 확보 (28페이지)
→ 이물질 제거 (30페이지)
→ 1차 구명 처치 (20페이지)

부상 확인
→ 골절 (122페이지)

3 병원으로 이송

토사 붕괴의 대책

● 거주지 지역의 지금까지의 피해현황을 알아 둘 것

● 평상시부터 태풍이나 뇌우(雷雨) 등, 기상정보에 주의하여 항상 빠르고 정확한 정보를 얻도록 할 것

● 우의, 손전등(머리에 쓰는 종류를 추천), 라디오 등 방재용품을 준비해 둘 것

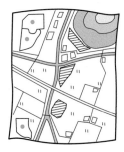

평상시에도 재해 예측도
(하자드 맵)를 봐 둔다

낙 뢰

우뢰가 접근해 왔을 때의 대처

➡ 옥내에 있을 때

- 전등 밑에 있지 않을 것
- 전기제품으로부터 1m 이상 떨어져 있을 것
- 콘센트나 안테나, 전화선 등을 분리해 둘 것
- 벽이나 전신주로부터 1m 이상 떨어져 낮은 자세를 취할 것
- 천둥 치고 있는 사이에는 물을 이용하는 작업은 하지 않을 것
- 입욕 중, 수영 중 우뢰가 접근해오면 곧바로 물에서 벗어나 몸의 물기 닦아낼 것

➡ 옥외에 있을 때

우뢰의 접근을 확인할 것
  라디오에서 지지직 하는 잡음이 들리면 50km이내에 접근
  해 왔음을 알리는 신호이다.
천둥 소리가 들리면 피난 개시
  천둥소리가 들리면 10km이내에 접근해 오고 있다는 신호이다.
  ※그 후, 번개가 머리로 떨어지는 경우도 있으므로 곧바로 대피할 것
안전한 장소로 피할 것
  근처에 높이 4m이상의 건물이나 나무가 있으면 그 주변으
  로 피난할 것. (바로 밑으로는 가지 않을 것) 피난 시에는,
  낚시대 등을 머리 보다 높게 위치하지 않도록 할것
안전한 장소가 없을 때
  - 가능한 낮은 장소를 골라 낮은 자세를 취하고 있도록 한다
  - 양 무릎을 안고 몸을 둥글고 작게 웅크리고 있을 것
  - 한데 모여 있지 않고 분산 대기할 것
  - 두 번째 천둥이 울리기 전에 더욱 안전한 장소로 이동할 것

⚠ 위험한 장소와 안전한 장소

옥외 장소는 위험
- 수영장, 연못, 강, 호수, 해변
- 산 정상 근처나 산등성이, 암벽
- 건물 옥상, 지붕
- 들판, 운동장, 골프장 등 사방
  이 잘 보이는 곳

옥내 장소는 안전
- 버스, 열차 안, 자가용차 안
- 철근 콘크리트 건물 안
- 튼튼하게 지어진 목조건물 안

뇌운이 접근하면 안전한 장소로 신속히 피난할 것. 낙뢰를 맞으면 응급처치를 실시할 것

낙뢰를 맞은 사람의 응급처치

➡ 부상자 응급처치

감전 응급처치와 동일하다 ➡ 167페이지

➡ 낙뢰 맞아 쓰러진 나무에 깔린 경우

몸을 압박하는 요소를
제거하여 구출할 것

압박물을 제거하면 쇼크증상을
일으킬 수 있으므로 주의할 것

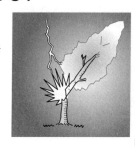

- 출혈이 있는 경우
➡ 지혈대로 지혈할 것 (48페이지)
  지혈대는 의사의 치료가 있을 때까지 제거하지 않는다
- 얼굴색, 호흡, 맥박, 손발의 온도를 확인할 것

낙뢰는 감전보다 생명을 건질 가능성이 높다

응급처치는 감전의 경우와 같으나 낙뢰의 경우, 사고 직후에 심장이 멈춘 경우 이외에는 생명을 건질 수 있는 확률이 높다. 구급차가 도착할 때까지 1차 구명 처치를 계속할 것

반드시 의사의 진찰을 받을 것

표면 화상은 경미하여도 신체 내부에 심한 화상을 입었을 경우가 있다. 의식이 있더라도 반드시 의사의 진찰을 받아야 한다

낙뢰

벌레에 물렸을 때 ①

위험한 벌레

한국에 서식하는 위험한 종류의 벌레는 다음과 같다

- **땅벌** → 211페이지
  - 노랑색과 검정색으로 이루어진 특징적 신체 색
  - 공격적이고 벌에 쏘이면 생명의 위험까지 발생할 수 있다. 2번 이상 쏘이면 쇼크로 사망할 가능성도 있다
  - 꿀벌이나 쇠바더리벌도 독침을 가지고 있으므로 주의할 것
  - 벌에 쏘였을 때 → 184페이지
- **독나방**
  - 알에서부터 요충, 성충이 될 때까지 독모를 지니고 있다
  - 쏘였을 때는 환부를 만지지 않을 것
  - 독모는 접착테이프 등으로 제거할 수 있다
  - 독나방에게 쏘였을 때 → 184페이지
- **쇠가죽 파리 / 파리매**
  - 쏘였을 때, 심한 통증이 생기고 피가 스며나온다면 '쇠가죽 파리'
  - 쏘인 곳에 작은 출혈점이 남으면 '파리매'
  - 쇠가죽 파리 / 파리매에게 쏘였을 때 → 184페이지 **3**
- **개미**
  - 엉덩이 끝에 있는 침을 쏘거나 물 우려가 있다
  - 한국이 원산지인 개미는 독을 가지고 있는 종류는 없으나 외래종 개미에는 맹독을 지니고 있는 종류도 있으므로 주의할 것
  - 개미에게 물렸을 때 → 184페이지 **3**

⚠ 과민성 쇼크 (Anaphylatic shock)

땅벌 등, 독을 지닌 벌에 쏘이면 체내에 특수한 항체가 만들어진다. 그 후, 제차 벌독이 체내에 들어가면 항체가 반응하여 여러 가지 알레르기 증상을 일으킨다. 이 반응을 과민증 (anaphylaxis)이라 부르며, 그 중에서도 특히 증상이 심각하며 호흡곤란 등을 일으키는 것을 과민성 쇼크 (Anaphylatic shock)라 부르고 있다. 증상이 발견되면 에피네프린 (심정지시 주사약, 185페이지)등을 사용할 것

특히 땅벌은 위험하다. 흔히 볼 수 있는 벌레 중에도 위험한 개체가 적지 않다. 무분별하게 접촉하지 않도록 하자

■지네
- 입으로 사냥감을 물어 독액을 주입하여 마비시킨다
- 지네에게 물리면 심한 통증이 발생한다
- 지네에 물렸을 때 → 184페이지

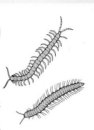

■노래기
- 몸 옆면으로부터 악취가 나는 액체를 뿜는다
- 액체가 눈에 들어가면 심한 통증과 염증을 일으킨다
- 수 년에 한차례, 산림 등에서 대량 발생하는 경우가 있다
- 액체에 닿았을 때는 신속히 씻어 낼 것

■모기
- 피를 빨아들일 때, 말라리아, 사상충, 일본뇌염 등, 바이러스를 옮길 수 있다
- 모기에 물렸을 때 → 184페이지 **3**

일본 뇌염

감염되면 고열을 내며 의식을 잃을 수 있다. 치사율은 20%로 높은 편이나, 예방접종으로 인해 최근에는 감염자가 극히 적어졌다
- 주된 증상은 38~39도에 가까운 고열, 지각장애, 두통, 구토, 복통, 설사 등
- 환자는 고령자가 많다
- '작은빨간집모기(뇌염모기)'를 매개체로 감염된다
- 한국의 경우, 임해 지역(특히, 경상남도, 전라북도, 제주도) 등에 자주 발생한다

벌레 물림 예방

- 산이나 들에서는 긴 소매, 긴 바지를 착용하고 되도록이면 피부노출을 피한다
- 살충제를 준비한다
- 풀숲이나 물이 고인 곳에 접근할 때는 주의할 것
- 벌집을 발견하면 조용하고 신속히 멀리 떨어진 곳으로 이동할 것. 무턱대고 자극하지 않을 것

벌레에 물렸을 때 ②

벌레에 물렸을 때의 처치

1 신속히 물린 장소에서 떨어질 것

- 벌레 집 가까이에 있으면 연속하여 물릴 가능성이 있으므로 대피할 것
- 벌의 경우, 20~30m정도 떨어져 있으면 다시 공격해 올 걱정은 없다

2 핀셋으로 독침이나 독모를 제거한다

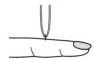

- 핀셋이 없는 경우에는 손가락을 튕겨 제거할 것
- 손가락으로 집어내려 하면 되려 피부 속에 들어갈 수 있으므로 주의할 것

3 상처 부위를 흐르는 물로 씻고 독을 짜 낸다

- 상처 주위를 손가락으로 집어 독을 뺀다
- 휴대용 흡인기가 있다면 사용한다

4 연고를 바르고 환부를 식힐 것

긁어서 상처를 내면 악화될 수 있으므로 가려움증 연고 (스테로이드나 항히스타민제 함유 등)를 바를 것

5 의사의 치료를 받을 것

증상이 악화될 것 같다면 병원에서 의사의 치료를 받을 것

이런 증상은 바로 병원으로 갈 것

응급처치로 통증, 가려움증, 붓기가 가라앉는다면 우선 안심할 수 있다. 아래와 같은 경우에는 곧바로 의사의 치료를 받을 것
- 통증이나 붓기가 심해졌을 때
- 입이 마를 때
- 변의, 요의가 자주 느껴질 때
- 숨이 벅찰 때

우선 대피하여 환부에 박힌 침이나 털을 제거하고 독을 짜 낸다. 그 후, 연고를 바르고 식힐 것

과민성 쇼크 (Anaphylatic shock) 처치

1 땅벌에 쏘였을 때는 증상을 확인할 것

- 쇼크증상 여부에 주의할 것
- 빠르면 수분 내로 증상이 나타난다

2 휴대용 에피네프린 제제를 가지고 있을 경우에는 사용할 것

- 휴대용 에피네프린 (Epinephrine)제제 (과민성 쇼크 치료보조약, 주사형)을 가지고 있으면 사용할 것

3 쇼크증상 응급처치

에피네프린 제제가 없는 상황에서 쇼크증상을 일으켰을 때는
→ 쇼크상태 (82페이지)
→ 1차 구명 처치 (20페이지)

4 증상 가라앉으면 안정을 취하도록 할 것

- 자리에 눕히고 다리를 높게 할 것
- 구토증상이 있는 경우는 얼굴을 옆으로 돌리게 할 것

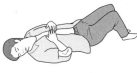

5 병원 이송

휴대용 에피네프린 제제

아드레날린 긴급주사용 키트이다. 과민성 쇼크증상을 가라앉힐 수 있다. 환자가 휴대하고 있다면 스스로 주사를 놓아도 되고 가족이나 타인이 대신 할 수 있다. 의사 처방으로 구입이 가능하다.

동물에게 물렸을 때①

▍물린 상처 처치

1 수돗물로 상처를 잘 씻어낸다

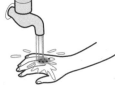

- 흐르는 물로 비누를 써서 씻는다
- 쥐에게 물린 경우에는 특히 꼼꼼히 씻을 것

2 상처가 깊고 출혈이 있을 때는 지혈할 것

깨끗한 가제나 수건을 사용하여 압박지혈 실시
→ **지혈** (46페이지)

3 붓기가 심할 경우에는 환부를 식힐 것

환부를 식히면 통증이나 붓기가 가라앉으므로 차가운 수건이나 얼음주머니로 환부를 식힌다

4 곧바로 병원 진찰을 받을 것

작은 상처라도 세균에 감염되어 있을 가능성이 있으므로 반드시 병원 치료를 받을 것

 야생동물이 아니더라도 주의할 것

유기견이나 야생동물이 아닌, 사람이 기르고 있는 애완동물이라도 위험한 균을 보유하고 있을 가능성이 있다. 물리거나 할퀴면 적은 상처라도 반드시 소독해야 한다

동물에게 물리면 상처를 씻어내고 지혈할 것.
환부를 식히면 통증과 붓기가 가라앉는다

동물에게 물려서 감염될 수 있는 질병

광견병
- 발병하면 중추신경에 침투되어 수일 후에 100% 사망하는 인간, 가축 공통 전염병이다.
- 병원체는 광견병 바이러스로 감염된 동물 (주로 개)에게 물려서 발병한다
- 불안감, 불면, 식욕부진, 발한, 타액분비과다, 호흡곤란, 호흡마비 등의 증상이 나타난다

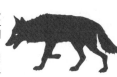

- 일본 국내에서는 1957년 이후 발생하지 않고 있으나 해외에서는 발생 이력이 있으므로 주의할 것

고양이 할큄병 (바르토넬라 감염증)
- 주로, 바르토넬라 라는 세균에 감염되어 일어나는 인간과 가축 공통의 감염증
- 여름에서 초겨울 사이에 많이 발생된다
- 할퀸 상처 주위가 붉은 빛 자주색으로 붓는다
- 임파 (림프)절 통증이나 붓기, 발열 등의 증상도 있다

동물 유래 감염증

물리는 것 이외에도 경구 감염이나 접촉 감염으로, 동물을 매개체로 감염되는 병이 있다. 동물을 만진 후에는 반드시 비누로 손을 씻는 것이 중요하다

- 톡소플라즈마 (Toxoplasma)
  고양이를 매개체로 하는 병. 사람의 임신 중이나 투병 중에 감염되어 발병하는 경우가 있다. 임파절이 붓는다
- 앵무병 (Psittacosis)
  조류의 배설물 등으로부터 감염된다. 물려서 감염되는 경우도 있다. 인간에게 감염되면 인플루엔자와 비슷한 증상을 일으킨다
- 에키노코쿠스 (Echinococus)
  여우를 매개체로 하는 질병. 인간이 감염되면 간부전 등을 일으킨다

동물에 물렸을 때 ①

187

동물에게 물렸을 때 ②

▌뱀에게 물렸을 때

1 우선은 침착할 것

- 살모사의 경우,
  물려도 죽음에 이르는 경우는 없다
- 무턱대고 움직이면 독이 체내에 빨리
  돌 수 있으므로 안정을 취할 것
- 무엇에 물렸는지 잘 확인할 것
- 자신을 문 뱀이 아직 현장에 있다면 사진을 찍어 둘 것

2 물린 부위보다 약간 심장쪽으로 가는 부분을 지혈할 것

→ 48페이지

- 지혈대는 정맥이 보이게 될 정도로만 감을 것
- 손가락을 물렸을 때는 손가락 뿌리 부분을 움켜쥐어 독을 밀어 낼 것

3 독 빨아내기

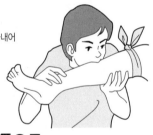

- 상처로부터 독을 빨아내어
  뱉는다
- 독을 뱉은 후에는 입
  안을 깨끗이 헹굴 것

 입 안에 상처가 있는
경우에는 하지 말 것

4 적신 수건 등으로 상처를 식힐 것

통증을 가라앉히고 독이 체내에 도는 것을 지연시킨다

5 안정을 유지하고 한시라도 빨리 병원으로 이송할 것

응급처치를 한 후에는 바로 병원으로 이송할 것. 의사의 치료를 받아야 한다

독뱀에 물리면 침착하게 지혈을 실시하여 독을 빨아낸다. 한시라도 빨리 병원으로 이동할 것

독뱀의 특징

독뱀은, 주로 3종류. 머리의 형태나 송곳니의 형태로 분별할 수 있다. → 211페이지

- ■살모사
  - ●생식지 : 한반도 전역
  - ●머리 모양이 삼각형
  - ●차갈색, 적갈색에 타원형 모양
  - ●앞니(엄니)에 독을 지니고 있다
  - → 즉사할 만한 독은 가지고 있지 않지만 방치하면 위험하므로 반드시 6시간 이내에 혈청치료를 받을 것

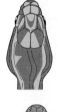

- ■유혈목이
  - ●생식지 : 한반도 전역
  - ●머리에서 동체까지 날렵한 형태를 띄고 있다
  - ●갈색에 적색과 흑색 얼룩무늬
  - ●어금니에 독을 지니고 있다
  - ●조용한 성격으로 곧바로 공격해 오는 일은 없다
  - ●아주 심하게 물리지 않는 이상은 중독 되지 않는다
  - → 단, 독성 강하므로 만일 물리는 경우 곧바로 치료받아야 한다

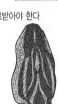
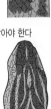

- ■반시뱀
  - ●생식지 : 일본 오키나와, 아마미시마
  - ●머리 모양이 삼각형
  - ●황갈색과 암갈색 얼룩무늬
  - ●앞니(엄니)에 독을 지니고 있다
  - → 물린 부위의 붓기와 통증이 심하다. 서둘러 병원에서 혈청치료를 받아야 한다

혈청

살모사나 반시뱀의 독을 약화시킨 성분을 주사하여 만드는 것이 혈청이다. 혈청은, 그 근원인 독 외에는 효용이 없으므로 어떤 뱀에 물렸는지 잘 기억해 둘 필요가 있다. 부작용도 있으므로 사용시에는 의사의 판단이 불가결하다.

동물에 물렸을 때 ②

방재(재해) 정보 습득처 리스트

재해시, 정보를 얻을 수 있는 매체를 아래와 같이 표시한다
- 손쉽게 얻을 수 있는 정보 (TV뉴스, 속보)
- 휴대 가능한 정보원 (휴대용 라디오)
- 많은 정보를 수집 가능한 인터넷 홈페이지

재해 정보 홈페이지 리스트

- 국가재난정보센타
  http://www.safekorea.go.kr 02)2100-5500

- 소방방재청
  http://www.nema.go.k 02) 2100-2114

- 소방방재청 국민안전방송
  http://www.nematv.com/

- 기상청
  www.kma.go.kr

- 사유재산피해센타
  safekorea.go.kr

- **기타 알아두면 요긴한 전화번호들**
  검찰청 범죄종합신고 1301
  교통정보 제공 1333
  기상예보 131
  응급환자신고 1339
  자원봉사센터 1365
  긴급구명안내 . 구급차 119
  사람 ,차량행방문의신고 182
  수도고장신고 121
  전기고장신고 080-7777-123
  환경오염신고 128
  가스사고신고 1544-4500
  동물구조신고 735-2548

재해시는 재해지에 흐르는 유언비어 정보가 문제
가 된다. 신뢰할 수 있는 정보원을 확보해 두자

재해시 핸드폰 유용사이트

※ 모바일 재난안전정보 포털 앱 '안전디딤돌'
이것은 소방방재청에서 만든 것으로 웹에서 다운 받아
설치하면 다양한 정보와 연락처 등 유용하게 사용할 수 있다.

웹 설치방법 (안드로이드)
Play스토어 실행→ 검색 창에 '안전디딤돌' 입력.

웹 설치방법 (아이폰)
APP Store 실행→ 검색 창에 '안전디딤돌' 입력.

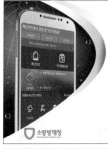

● 안전디딤돌 메인 화면과 메뉴들

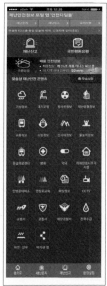

1. '안전디딤돌 앱' 서비스

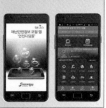

고령자 안전 확인 리스트

항상 주변을 확인하고 정보수집을 철저히 하여 만약의 경우, 고령자를 응급상황에서 구할 수 있도록 해 두자

	체크 사항
1	☐ 자동차에 노약자 탑승마크를 부착하고 운전한다
2	☐ 몸을 움직일 수 없는 고령자가 있는 경우, 행정자치기관에 비상시 구원요청을 제출했다
3	☐ 휴대전화 등을 가지고 있게 하여 언제나 현재 위치를 확인 가능케 하고 있다
4	☐ 사고가 일어났을 경우, 본인 확인이 가능한 물건, 연락처가 표시된 물건을 지니게 하고 있다
5	☐ 실내 복도에 미끄러움 방지 가공, 손잡이 등을 설치하였다
6	☐ 계단은 올라가기 쉬운 높이, 각도로 되어 있다
7	☐ 휠체어가 통과할 수 있는 넓이의 통로, 출구를 마련해두었다
8	☐ 휠체어도 열고 닫기 쉬운 문을 설치했다
9	☐ 실내는 턱이 없는 구조로 되어있다
10	☐ 목욕탕에 미끄러움 방지 가공, 손잡이 등을 설치하였다
11	☐ 주치의와 연락처를 파악하고 있다
12	☐ 지병과 해당 약을 파악하고 있다
13	☐ 평소 이용하고 있는 약국을 알고 있다
14	☐ 상비약 보관장소를 알고 있다
15	☐ 떡, 곤약(묵) 등, 먹을 것에도 주의를 기울이고 있다
16	☐ 방에는 쓰러지거나 떨어지기 쉬운 물건을 두지 않았다
17	☐ 평소, 불이 발생하는 곳에는 주위를 기울이고 있다
18	☐ 피난용 출입구를 확보하고 있다
19	☐ 운반 도구를 준비하고 있다
20	☐ 손전등, 호루라기 등을 잠자리 근처에 두고 있다

제4장
구급 예비지식

구급상자

정기적으로 구급상자 내용물을 확인할 것

평상시의 사용으로 비품이 줄어든 경우가 있으므로 1년에 한번
은 내용물 정비를 실시하여 부족품을 보충해 두자

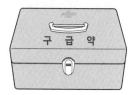

1 가려움 약 , 가글 약 등의 외용품

가려움증 약, 벌레약, 상처 연고, 습진약, 가글약은 항상 마련해 둘 것.
이 밖에 필요에 따라 안약이나 파스 등도 준비할 것

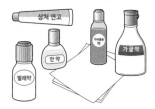

2 감기약 , 설사약 등의 내복약

감기약 (종합감기약), 열 · 통증 약 (해열진통제), 설사약 . 이 밖
에도 필요에 따라 변비약 , 위장약 , 정장제 , 멀미약 , 트로치 등

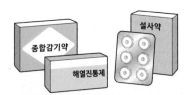

3 반창고, 붕대, 가제 등, 위생용품

반창고, 붕대, 면봉, 가제를 상비해 둘 것. 이 밖에도 필요에 따라 삼각건, 탈지면, 기름종이 등을 마련해 둘 것

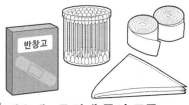

반창고

4 체온계, 족집게 등의 도구

체온계, 족집게, 핀셋, 가위, 의료용 테이프 등
이 밖에도, 필요에 따라 얼음 배게, 혈압계 등

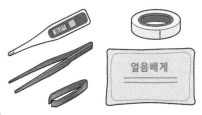

얼음배게

⚠ 구급상자의 관리

● 직사광선을 피하고 습도가 낮은 장소, 어린이의 손에 닿지 않는 곳에 보관할 것
● 어린이가 있는 가정에서는 소아용 약품류도 같이 준비해 둘 것
● 적어도 1년에 한번은 내용물을 점검하여 오래된 것은 새것으로 교환할 것
● 메모 등을 넣어두어 약품, 위생용품의 사용상황이나 사용기한 등을 기록해 두면 편리하다

구급상자

응급처치교육

응급처치 교육을 받자

교육에 참여하면, 실제로 어떠한 순서로 무엇을 해야 될 것인지, 실천적으로 배울 수 있어서 만약의 사태에서도 침착하게 대처할 수 있다. 자신과 가족을 위해서 한번은 수강하는 것이 좋다.

➡️ 응급교육의 종류

- 응급처치 기초과정 (7월1일 실행 예정)
- 응급처치 일반과정
  그 밖에, 심폐소생술 과정이나 강사과정 강습도 있다

➡️ 교육 내용

응급처치 기초과정 6시간
- 심폐소생술 ● AED사용법 ● 기도이물제거
- 지혈법 ● 상처 및 골절 처치

고급구명강습 8시간
- 기초과정과 동일 내용 ● 고온, 저온에 의한 손상
- 갑작스런 질병, 이송

➡️ 신청 및 상담

- 대한적십자사 ●

➡️ 그 외

대한적십자가 주최 교육 외에도 대한응급처치교육협회가 주최하는 교육도 있다

2차 교육은 '재강습'

3년의 유효기간 내에 재수강을 하는 경우에는 재강습을 받을 수 있다. (상급구조강습의 경우, 8시간이 3시간으로 줄어든다)

응급치료법의 실전 능력을 높이기 위하여 응급처치교육에 적극 참가하자

응급처치 일반과정의 예 (합계 12시간)

응급처치 원리
비디오등을 이용하고 , 응급 처치의 중요성을 배운다

止지혈법 (직접 압박 지혈법 , 붕대법 , 삼각건의 사용법 등)
비디오로 지혈 방법을 배운 뒤 , 실제로 붕대를 사용하고 실기를 배운다

외상의 응급 처치 (골절 , 화상)
● 비디오로 지식을 배워 , 그 후 실제로 부목으로 고정해 본다
● 화상의 붕대 사용법을 배운다

보온 , 회복 체위를 취하는 방법
보온의 방법 , 회복 체위를 취하는 방법에 임해서 실기를 배운다

반송 방법
병자의 옮기는 방법의 실기를 배운다

이물 제거
이물 제거의 방법의 실기를 배운다

심폐소생술 (성인 , 소아 , 유아)
● 비디오로 일련의 순서를 배운다
● 반응의 확인을 취하는 방법 , 통보 , 기도 확보의 실기를 배운다
● 성인 , 소아 , 유아에 대한 심폐소생술의 실기를 배운다

AED 사용법
● AED의 사용 방법의 실기를 배운다
● AED 사용의 순서를 배운다
● AED를 사용한 심폐소생술의 실기를 배운다

효과의 확인 방법
● 응급처치의 효과와 확인법을 배운다

수료증 교부
● 구명 강습의 수료증을 받는다
● 수료증은 3년간 유효

수혈에 관한 지식

수혈 기초 지식

부작용
수혈에는 면역반응에 의한 부작용 문제가 존재한다
- 부작용에는 두드러기나 발열 등이 있다
- 수혈 시에는 의사로부터 그 위험성에 대한 설명을 받은 후, '수혈동의서'에 서명이 필요하다

수혈용 혈액은 4종류
- 전혈, 적혈구, 혈장, 혈소판의 4종류이다. 필요한 성분만 보충하는 '성분수혈'이 주류를 이루고 있다
- 혈액을 그대로 수혈하는 전혈이 아닌, 일부를 수혈하는 '성분수혈'은 순환기로의 부담과 부작용이 적다
- 사전에 보관 의뢰해 놓은 자신의 혈액을 수혈하는 '자기혈 수혈'이라는 방법도 있다

혈액형검사
안전한 수혈을 위해 반드시 혈액형을 검사한다
- ABO혈액형 검사 (혈중 혈액형 항원 A와 B의 유무를 조사)
- Rh혈액형 검출 (혈중 Rh인자의 유무를 조사)
- 불규칙항체검사 등

항원이란?
체내에서 항체를 만들어 면역활동을 실행하는 물질이다. ABO식 혈액형 검사의 경우는 아래와 같다
- A형 항원을 갖는 혈액형 = A형
- B형 항원을 갖는 혈액형 = B형
- A와 B형 항원을 동시에 갖는 혈액형 = AB형
- A와 B형 항원을 보유하지 않는 혈액형 = O형

바이러스검사
감염 바이러스 보유 여부를 검사한다
- 매독검사
- B·C형 감염검사
- 간기능 검사
- HIV검사

긴급 시에 신속한 치료가 가능하도록 혈액형을 적어둔 건강카드 등을 휴대할 것

수혈이 가능한 혈액형 조합

기본적으로 혈액형이 맞지 않는 경우에는 수혈이 불가능하나, O형 혈액은 항원 A, B 양쪽 다 가지고 있지 않기 때문에 어느 혈액형에도 제공할 수 있다

		수혈받는 측			
		O	A	B	AB
제 공 하 는 측	O	○	○	○	○
	A	×	○	×	○
	B	×	×	○	○
	AB	×	×	×	○

		수혈받는 측	
		RH+	RH−
제 공 하 는 측	RH+	○	×
	RH−	○	○

수혈용 혈액의 용도

4종류의 수혈용 혈액은 각각 아래와 같은 용도가 있다

● 전혈
대량 출혈 등 모든 성분이 부족한 상태. 적혈구와 혈장의 동시 보급을 필요로 하는 경우

● 적혈구
출혈 및 적혈구가 부족한 상태. 적혈의 기능저하에 의해 산소결핍 현상이 발생한 경우

● 혈장
혈액응고인자, 특히 복수 인자 결핍에 의한 출혈 또는 출혈 경향이 확인되는 경우

● 혈소판
혈소판 수의 감소, 또는 그 기능 저하에 의한 출혈 또는 출혈 경향이 확인되는 경우

수혈에 관한 지식

199

방재용품 세트

재해시에 휴대할 방재용품 세트

재해 발생 전, 평상시부터 필요한 물건들을 한군데에 모아
서 긴급시에 바로 휴대할 수 있도록 하지 않으면 안된다

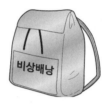

1 배낭

재해 시, 이동 중에는 돌더미 속을 걸어야 하는 경우도 있으
므로 배낭과 같은 양손을 쓸 수 있는 수납도구가 편리하다

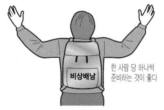

한 사람 당 하나씩
준비하는 것이 좋다

2 휴대용 라디오와 손전등

한밤중의 피해에 대비하여 손전등은 필수품목이다. 정보
를 확보하기 위한 휴대용 라디오도 준비해 두자

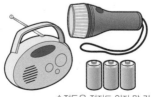

손전등용 전지도 잊지 말 것

라디오와 손전등, 구급 세트, 갈아입을 옷,
음료수와 비상식량을 하나씩 구비해 둘 것

3 응급처치를 위한 구급세트

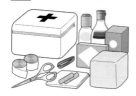

간단한 응급처치는 스스
로 할 수 있도록 구급세
트를 준비해 두자. 휴대
하기 쉽도록 작은 사이즈
로 정리하자

가위, 가제 부착형 반창고,
면봉, 족집게 등

4 움직이기 쉬운 의류나 신발

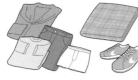

갈아입을 옷을 준비
한다. 움직이기 쉬
운 것이 좋다. 우비
는 우천시 뿐아니라
방한용으로도 쓸 수
있다.

신발은 발 부상을 막기 위해서도 필수

5 3일분 음료수와 비상식량

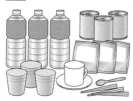

통조림이나 레토르트식품,
건빵 등 보존식품을 준비해
둘 것. 불을 쓰지 않고도
먹을 수 있는 음식을 넣어
둘 것

식기, 스푼 등도
필수 품목

방재용품 준비 힌트

- 가방의 무게는 남성용은 15Kg, 여성용은 10kg정도
  를 기준으로 삼는다
- 주방용 투명랩은 사용하기에 따라서 방수나 방한,
  붕대의 대용으로도 사용할 수 있으므로 중요하다
- 생리용품은 세탁할 수 없는 속옷이나 가제 대용으
  로 쓸 수 있다

방재용품 세트

재해시의 피난 대비

사전에 피난 장소와 경로를 확인할 것

피난장소와 피난 경로는 실제로 걸어 가 보는 등,
실제 피난을 상정하여 생각해 두자

1 자택이나 직장에서부터의 피난 장소를 확인할 것

피난장소는 지역 마다 다르다. 피난장소를 나타내는 표시
등이 있으므로 확인해 둘 것

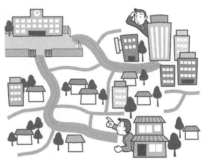

대부분, 피난 장소는 큰 공원이나 학교이다

2 피난 장소까지의 경로를 정할 것

실제로 걸어 보면서 재
해 시를 상정하여 더욱
안전한 길을 정한다

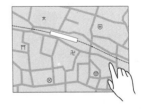

피난장소 , 피난경로 , 피난발생시 행동요령 등을 미리 가족 간에 의논해 둘 것

3 피난시의 대처법에 대해 가족간에 의논 할 것

귀가가 불가능할 때 대신 가 있을 곳을 정해 두자
(친척 집 등)

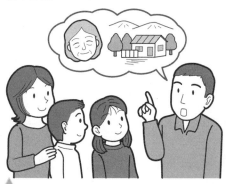

재해용 메시지 다이얼

재해용 메시지 다이얼은 재해발생 등으로 전화가 연결되지 않아도 가족과의 연락이 되도록 제공되는 '음성 게시판'이다. 1995년 코베 대지진 시에 많은 사람이 가족과 떨어지거나 전화가 되지 않아 연락을 못했던 경험을 살려 만들어졌다. 피해지나 피난소에 있는 사람이 녹음한 메시지를 타 지역 사람이 재생, 청취 가능하다

●사용 예

① 피해지에 있는 사람이 171로 전화를 걸어 음성 안내에 따라 수화기에 안부를 알리는 내용을 녹음한다
② 타 지역에서 171로 전화를 걸어 음성 안내에 따라 피해지에서 녹음된 음성을 찾아 재생, 청취하여 상대의 안부를 확인할 수 있다

자세한 조작 방법은 ➡ 173페이지

재난 시의 피난 대비

203

재해 약자 지원

재해는 건강한 사람에게도 견디기 힘든 상황이지만 고령자나 장애우에게는 더욱 힘든 상황이 된다. 주위 사람과 협력하여 그들을 도울 필요가 있다

▌신속한 대응이 필요한「재해 약자」

주된 4 종류의 재해 약자의 머릿글자를 따서 CWAP(씨워프)라 부른다

Children = 어린이 , 유아
Women = 여성 , 임산부
Aged People = 고령자
Patient = 중증환자 , 신체장애자

여기에 말이 통하지 않는 외국인도 포함하여 지원책을 생각해 보자

➡ 고령자나 거동이 불가능한 사람을 먼저 피난시킬 때

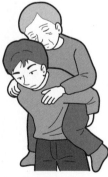

고령자의 경우는 손을 이어서 업는 등의 방법으로 안전한 장소로 옮긴다

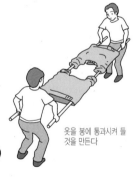

옷을 봉에 통과시켜 들것을 만든다

거동이 불가능한 사람을 2명이 옮길 때는 들것을 만들어 사용한다. 혼자서 옮길 경우에는 담요를 감싸 끌어 옮기도록 한다

재해 약자를 도와주려는 마음이 중요하다. 힘을 합쳐 피난시키자.

→ 시각·청각장애인을 피난시킬 때

시각장애를 가지고 있는 사람은 팔꿈치 부분을 가볍게 잡고 있도록 하여 안전한 장소로 유도한다. 청각장애를 가진 사람에게는 글이나 입의 움직임으로 상황을 설명한다

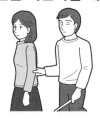

→ 걷지 못하는 사람을 피난시킬 때

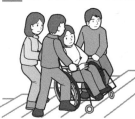

휠체어를 타고 있는 사람의 경우, 계단에서는 반드시 2명 이상, 가능하다면 3~4명 정도의 사람이 협력하여 이동시킨다

→ 지적 장애인을 피난시킬 때

신분을 알 수 있게 적어둔 카드 등을 몸에 붙이게 하여 손을 끌어 안전한 장소로 유도한다

재해 약자를 위한 확인 요소

- 불고기나 가구고정 등, 평상시부터 구체적인 대비를 하고 있는가
- 시각·청각장애인에게 경보나 피난 권고를 전달할 수단을 마련하고 있는가
- 거주 지역의 재해 약자를 파악하여 긴급 시, 누가 어느 집으로 갈 것인지 정해 놓았는가
- 청각 장애인은 신속한 정보 전달을 위한 메시지 카드를 마련해 두었는가

재해 약자 지원

눈사태

눈사태가 발생하면

눈사태에 휩쓸려도 포기하지 말고 할 수 있는 최대한의 피난행동을 취할 것

1 스키 활강 중에 눈사태가 발생하면 무엇보다 넘어지지 않도록 주의할 것

눈사태가 발생하면 본 코스에서 멀어지는 방향으로 피할 것

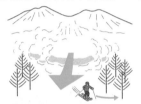

2 눈사태에 휩쓸리면 눈앞의 눈부터 헤칠 것

눈사태에 휩쓸린 경우, 손발을 이용하여 눈앞의 눈을 치워서 탈출을 시도할 것

포기하지 않고 눈 위로 올라갈 수 있도록 노력해야 한다

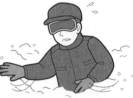

3 암벽이나 나무에 달라붙어 있을 것

아무런 저항도 못하고 눈에 휩쓸리면 깊은 곳에 파묻히기 쉬우므로 손이 닿는 것이 있다면 필히 달라붙어 있을 것

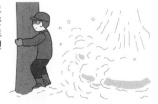

4 눈에 휩쓸려 떠내려가고 있을 때는 큰 소리를 내어 알릴 것

눈사태에 휩쓸렸을 때는 큰소리를 질러 동료에게 위치를 알릴 것

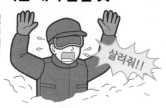

살려줘!!

5 눈에 파묻힐 상황에는 양손으로 얼굴을 가릴 것

눈이 굳기 전에 얼굴 주변에 호흡이 가능한 공간을 확보할 것. 몸 주변에도 가능한 한 큰 공간을 만들 것

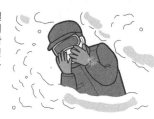

⚠️ 눈사태가 발생하기 쉬운 상황 (표층눈사태의 경우)

- 12월부터 2월에 걸친 시기
- 급경사 사면. 특히 산등성이에 눈이 쌓여 있는 곳에서 자주 발생한다
- 기온 변화가 심할 때
- 눈 대량으로 내린 후
  이러한 행동은 눈사태를 유발할 수 있다
- 여러 명이서 한 번에 사면을 활강, 횡단하는 행동
- 여러 명이서 간격을 두지 않고 사면을 오르는 행동
- 눈이 쌓여 있는 곳에서 비벽 (긴급 야영) 을 하는 행동
- 사면에서 크게 구르거나 발버둥 치는 행동

눈사태

207

조 난

조난 시에는 무엇보다 우선 침착할 것

길을 잃거나 조난중임을 인지하면 우선은 당황하지 말고 주변 상황을 관찰할 것. 그 후에는 침착하게 생환을 위한 행동을 취할 것

1 길을 잃었을 때는 온 길을 되돌아 갈 것

길을 잃었을 때는, 우선 자신이 온 길을 되돌려 길 안내 표시나 등산로를 확인할 수 있는 곳까지 돌아간다.

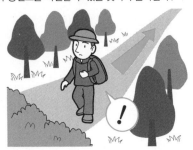

2 되돌아 갈 수 없을 때는 산등성이까지 올라갈 것

길을 잃었을 때 계곡으로 내려오면 지면 상태가 좋지 않은 것은 물론, 증수의 위험도 있으며 시야가 좋지 않으므로 계곡보다는 산등성이를 향하는 것이 바람직하다

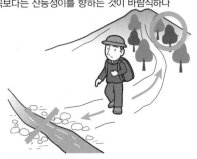

길을 잃었을 때는 우선 온 길을 되돌릴 것. 조난 시에는 산등성이를 향해 올라가고 날이 어두워지면 날이 밝아질 때까지 기다린다

넘어지거나 미끄러졌을 때는 우선 응급 처치를 실시할 것

부상의 대부분은
부주의가 원인이다

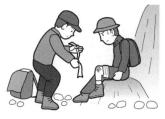

어두워지면 안전한 장소에서 대기할 것

밤이슬을 피할 장
소를 찾아 아침을
기다릴 것. 무리
한 하산은 안전사
고의 원인이 된다

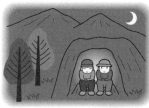

3 무전기나 휴대전화로 구조를 요청할 것

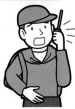

사고 상황 (언제, 어디서, 어
떠한 상황인지), 조난자 수
등을 알릴 것

⚠️ 쉽게 구출될 수 있는 힌트

- GPS기능이 있는 휴대전화를 가지고 있으면 현재 위도와 경도가 파악 가능하다
- 구조 헬기로 생각되는 소리가 들리면 상공이 잘 보이는 장소로 이동할 것
- 노랑색이나 오렌지 색 등, 눈에 띄는 색 수건이나 셔츠를 흔들 것

조
난

산 속의 위험 생물 · 식물

위험 요소에는 다가가지 않을 것

야생동물에게는 무턱대고 다가가지 않을 것. 놀라게 하는 행동
은 하지 말고 살며시 피하면 습격해 오는 일은 거의 없다. 버섯
이나 풀을 정확한 지식 없이 먹는 것은 위험하다

곰이나 멧돼지

산짐승은 기본적으로 인간을 무서워하기 때문에 갑자기 마주
치지 않도록 라디오나 종 등으로 소리를 내며 걷는다. 산짐승과
마주치게 되면 눈을 피하지 말고 등을 보이지 않도록 서서히 멀
어져 피할 것. 곰은 동면 전 가을, 멧돼지는 봄부터 여름에 걸
친 새끼 양육시기에 산 밑으로 내려오는 경우가 늘어 난다.

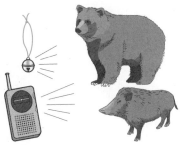

광견병의 우려가 있는 야생견 등

습격해 올 때는 긴 봉이나 우산 등으로 자신의 몸집을 크게 보
이게 하거나 돌을 던지는 등으로 위협한다. 개에게 물렸을 때는
응급처치 후, 의료기관에서 검사를 받을 것

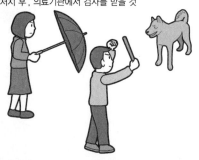

야생동물은 위험하기 때문에 무턱대고 다가가지 않을 것. 정체를 모르는 것은 먹지 않을 것

독뱀
수풀 속에는 독뱀이 숨어 있을 우려가 있으므로 무턱대고 다가가지 않을 것. 산에서는 샌들을 신지 않을 것. 뱀을 발견하여도 만지거나 접근하지 않을 것

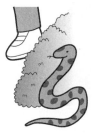

땅벌
땅벌 등의 대형 벌이 다가오면 그 장소에서 조용히 몸을 움을 웅크리고 벌이 지나가기를 기다린다. 벌은 공격받지 않는 이상은 공격해 오는 일은 거의 없다.

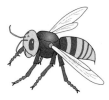

벌집에는 다가가지 않는다

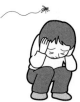

하얀색 옷을 입는다

독버섯
버섯은 겉모습이 비슷한 것이 많고 식용 버섯과 독버섯을 판단하는 것은 전문가가 아니라면 어려운 일이다. 자신의 판단으로 먹지 않을 것.

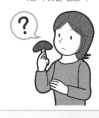

⚠️ 유독 식물

- 쐐기풀… 풀 전체에 가시가 붙어 있으며 독을 지니고 있다
- 옻나무 … 나무껍질이나 단면에서 분비되는 액체로 옻이 오르는 경우가 있다
  그 밖에, 투구꽃, 은방울꽃, 석산화, 석남화(만병초) 등도 독을 지니고 있다. 꽃이나 열매, 잎, 씨 등을 만지거나 입에 넣지 않도록 할 것

바다의 위험 생물

생물 별 대처법

바다뱀

바다뱀은 어류의 일종인 것과 파충류 독뱀의 일종이 있다. 어류 바다뱀은 독을 지니고 있지 않으나 파충류 바다뱀은 독이 있다.

- 접근해 와도 만지지 말 것
- 강한 신경 독을 지니고 있기 때문에 물리면 호흡이 정지되는 경우도 있다
- 물리면 바다에서 나올 것
- 상처로부터 독을 입으로 빨아 낼 것
  ※입속에 상처가 있는 경우에는 하지 말 것
- 호흡이 정지되면 인공호흡·심장 마사지 실시
  → 22페이지

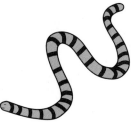

해파리

해파리는 많은 종류가 있으며 그 중에는 강한 독을 갖는 종류도 있다. 8월 중순경부터 해수욕장 부근에도 늘어가기 시작하므로 주의할 것

- 피부 노출을 줄일 것
- 해파리 방지망이 설치된 해수욕장에서 수영할 것
- 쏘이면 1시간 이상 후에 호흡곤란 등의 증상을 발생시키는 해파리도 있으므로 이상을 느끼지 못하여도 바로 바다에서 나올 것
- 촉수를 살짝 떼어 내어 대량의 식초를 끼얹을 것
- 통증이 있는 경우에는 얼음이나 냉수로 식힐 것
- 상처를 문지르지 않을 것

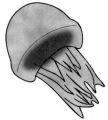

바다 속에도 위험한 생물이 있다. 마주치더라도 자극하지 말고 신속히 회피하도록 할 것

쑤기미

연안에서 자주 발견되는 물고기로, 등지느러미에 독 가시가 있어 찔리게 되면 심한 통증을 일으킨다

- 가시에 찔리지 않도록 손발을 보호할 것
- 해변에서 놀 때는 바닥이 두꺼운 운동화나 장갑을 착용할 것
- 등지느러미 가시에 찔리면 바로 뺄 것
- 40~50도의 온수에 환부를 담그면 통증이 가라앉는다

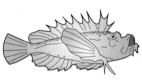

상어

상어는 종류가 다양하고 한국 근해에도 많은 수가 생식한다. 일부를 제외하고는 조용한 성질로, 사람을 헤치는 일은 거의 없다. 또한, 주로 먼 바다에 있어서 사람과 접할 기회는 많지 않다.

- 간혹, 해수욕장 부근에 떠밀려 오는 경우에는 경계해 오지만, 바닷가 근처에는 오지 못하므로 위험은 적다
- 마주치게 되면 눈을 피하지 말고 조용히 물위로 올라오도록 한다
- 당황하여 허둥대면 공격을 받을 수도 있다
- 상어가 눈치 채지 못했을 때는 바위 등에 숨어서 상어가 지나가기를 기다린다
- 상어에게 물리면 육지로 올라가 상처를 깨끗한 천으로 압박 지혈할 것
  → 46페이지
- 중증이라면 구급차를 부른다

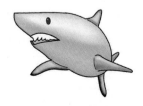

자살미수를 발견했을 때

1 경찰에 신고한 후, 구급차를 부를 것

분명한 자살미수로 판단될 때는, 우선 경찰에 연락을 취한다. 출혈이 심하거나 의식이 없는 등, 증상이 무거울 땐 구급차를 부른다

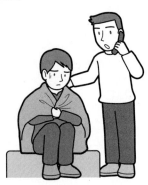

2 출혈이나 골절이 있을 때는 응급처치를 실시한다

→ 지혈 (46페이지)
→ 골절 (122페이지)
약물이나 입수자살을 시도한 경우에도 각각 대처를 취한다
→ 약물 중독 · 오용 (104페이지)
→ 수난사고 (140페이지)

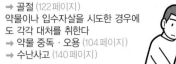

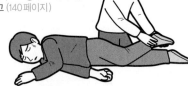

자살미수를 발견했을 때는, 1차 구명처치를 실시할 것. 의식이 있는 경우에는 정신적 간호를 실시할 것

3 구급차가 도착할 때까지 편안히 말을 걸 것

무리하게 추궁하는 일은
하지 않는다
상대가 말을
꺼내기 시작
하면 들어
줄 것

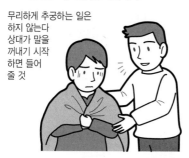

4 우울증 등의 정신질환이 원인일 경우에는 치료할 것

두 번 다시 자살을 시도하는 일이 없도록 적절한 대응을 취할 것

5 주위 가족이나 친구들은 대화의 상대가 되어줄 것

자살 신호를 놓치지 않을 것
- 자살을 암시한다
- 자해 행위를 반복한다
- 헤어질 준비를 하는 등

 자살 위험 인자

- 자살 시도 경험이 있다
- 우울증이나 알코올 의존, 약물의존 등 정신질환을 앓고 있다
- 남성 (죽음에 이르는 케이스는 남성에게 많다)
- 55세 이상 (자살률은 연령에 비례한다)
- 경제적 손실 (빚)이나 가까운 사람의 죽음 등

자살 미수를 발견했을 때

215

아동학대를 발견했을 때

아동학대는 발견이 굉장히 어려우나 주위의 관심과 시선으로 인해 구해지는 경우도 많다. '혹시?'라는 생각이 들면 전문기관에 연락할 것

1 때리거나 차는 등의 폭행을 가하는 신체적 학대

어린이 심한 울음소리나 부모의 격노한 소리가 빈번히 들리거나, 어린이에게 부자연스러운 부상이나 상처가 발견될 때는 아동학대의 가능성이 있다

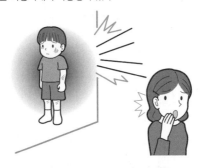

2 성적 행위를 하거나 시키는 '성적학대'

어린이가 성적 행위에 과도한 반응을 보이거나 불안을 표현하는 등의 행동이 보이는 경우에는 성적 학대를 받고 있을 가능성이 있다

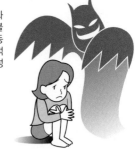

항상 어딘가 다치고 표정이 어둡거나 옷 더러운 채 있는 등, 부자연스러운 모습 행동을 보이는 어린이가 있다면 전문기관에 연락할 것

3 양육 거부나 방치를 의미하는 '네글렉트 (무시, 양육포기)'

항상 옷이 더럽혀져 있거나 배를 고파하거나 자주 혼자 있는 등의 경우에는 네글렉트 (양육포기)의 가능성이 의심된다

4 언어폭력이나 무시를 일삼는 등의 '심리적학대'

형제, 자매간의 차별 등도 아동학대에 포함된다

5 신고는 국민 모두의 의무. 비밀은 꼭 지켜진다

식사를 제공하지 않거나 병, 질환을 방치하는 등, 대응이 늦어지면 생명의 위기를 초래하는 경우도 있다. 어린이는 스스로 해결할 수 없으므로 조기 발견이 중요하다

아동학대 전화 상담

- 중앙 아동보호 전문기관, 지역아동보호전문기관 등
- 아동학대 신고전화
  TEL : 1577-1391/129
  24시간 가능

학대의 원인

- 육아 스트레스 (육아 고민)
- 부부 불화
- 경제적 불안정
- 사회적 고립 (상담을 들어줄 사람이 없는 경우)
- (부모 (보호자) 자신의 성장 과정, 부모와의 관계 등

아동학대를 발견했을 때

217

구급/재해 전화번호

구 급

소방/구급	**119**
해양경찰청 긴급 전화	**122**
경 찰	**112**
응급의료 정보센타(전국 동일)	**1339**
종합 문의센타(다산콜센타) 지역은 앞에 (지역번호)+**120**	**120**
아동 보호 전문기관	**1577-1331**

~

113

재 해

	171
일기 예보	**131**
도로교통정보센터	**1331**
휴대전화 이용시 (지역번호)+	**1331**
소방방재청 담당 (주간)	**02- 2100-2114**
소방방재청 담당 야간(당직)	**02- 2100-5599**

※ 시간 등을 명기하지 않은 경우 모두 연중 무휴 / 24시간 운영

My구급/재해 전화번호

통원중인 병원	
가장 가까운 구급의료 시설	
가장 가까운 소아과병원	
가장 가까운 피난소	
수도 사업소	
가스 사업소	
전기 회사	
해당 전화국	
시 청 민원실	
가장 가까운 전철역	
관할 구청이나 민원센타	
가장 가까운 경찰서/파출소	
가입된 보험과 보험회사	
가장 가까운 운전면허 센터	
지역 어린이보호 센터	
지역 학교 / 보육원	
지역 소비자생활보호센터	
현금카드 분실시 신고 번호	
신용카드 분실시 신고 번호	

색 인

색인